Rita Nussbaumer Theo Vogel

Düfte für Körper und Seele

Grundlagen der Aromatherapie

FONA

Impressum

www.fona.ch
Verantwortlich für das Lektorat: Léonie Haefeli-Schmid
Gestaltung Cover: Andrea Heimgartner, Zürich
Gestaltung Inhalt: Daniela Friedli, Wettingen
Aquarelle Cover und Duftporträts: Antonius Conte, Messkirch
Pflanzenfotos: Beat Ernst, Basel (Seiten 13, 42, 45, 51 63, 69, 93, 96, 102, 111, 117, 120, 123, 126, 132, 135, 138, 141)
Übrige Fotos: Bildnachweis bei der Herausgeberin
Scans: Schicker AG, Baar
Herstellung: Druckerei Uhl, Radolfzell

ISBN 3-03780-229-4

Inhalt

Inhalt

Vorwort

Haben Sie sich schon einmal Gedanken über die Intelligenz Ihrer Nase gemacht? Weshalb kann ein Geruch Erinnerungen an ganz bestimmte – oft vergessene – Situationen in uns wecken? Weshalb empfinden wir den einen Geruch als Duft, den anderen als Gestank, während dies bei unserem Gegenüber gerade gegenteilig ist? Und weshalb kann etwas so Unfassbares wie ein Duft heilen – oder bei Missbrauch sogar gewisse Gefahren in sich bergen?

Der überarbeitete Titel «Düfte für Körper und Seele» von Theo Vogel und Rita Nussbaumer bringt Licht in die geheimnisvolle Welt der Düfte und ihrer Wirkung auf den Menschen. In den letzten Jahren hat die Verwendung von Duftessenzen einen wahren Boom erlebt. Ein verantwortungsvoller Umgang mit den hochkonzentrierten ätherischen Ölen ist mehr denn je gefragt. Der komplexe Stoff wird hier klar verständlich und praxisnah dargestellt.

Die Pflanzenporträts und deren Essenzen werden in besonderer Weise durch Farbfelder bereichert. Sie sind im Atelier des Künstlers Antonius Conte entstanden, der sich ganz auf den Charakter jedes einzelnen Duftes eingelassen hat. Dabei wurde die ursprüngliche Pflanze für die Mischung der Farben oft mit verarbeitet oder diente als Grundlage für das Bild. Aus Duftnoten und Farbtönen ist Musik für Nase und Augen entstanden! **Eva-Maria Wilhelm**

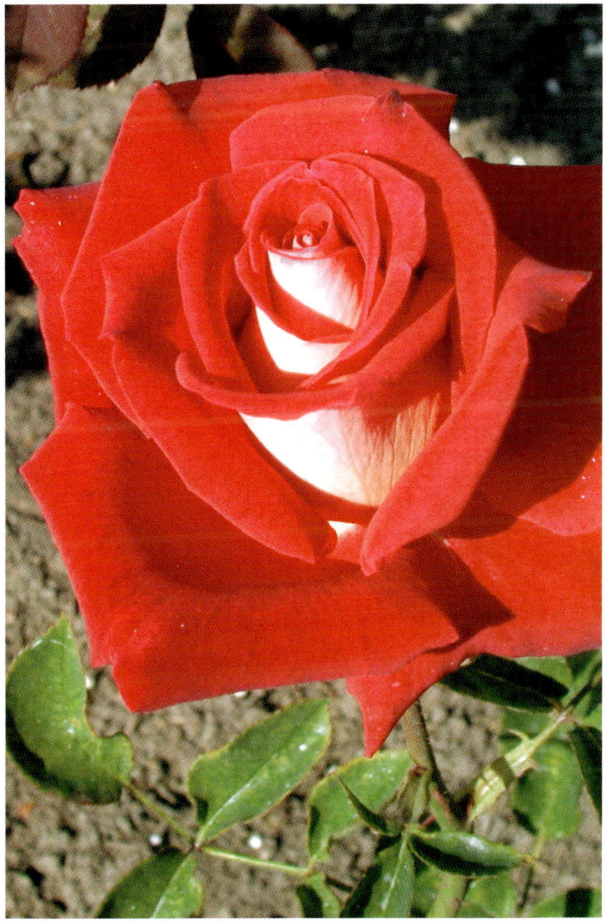

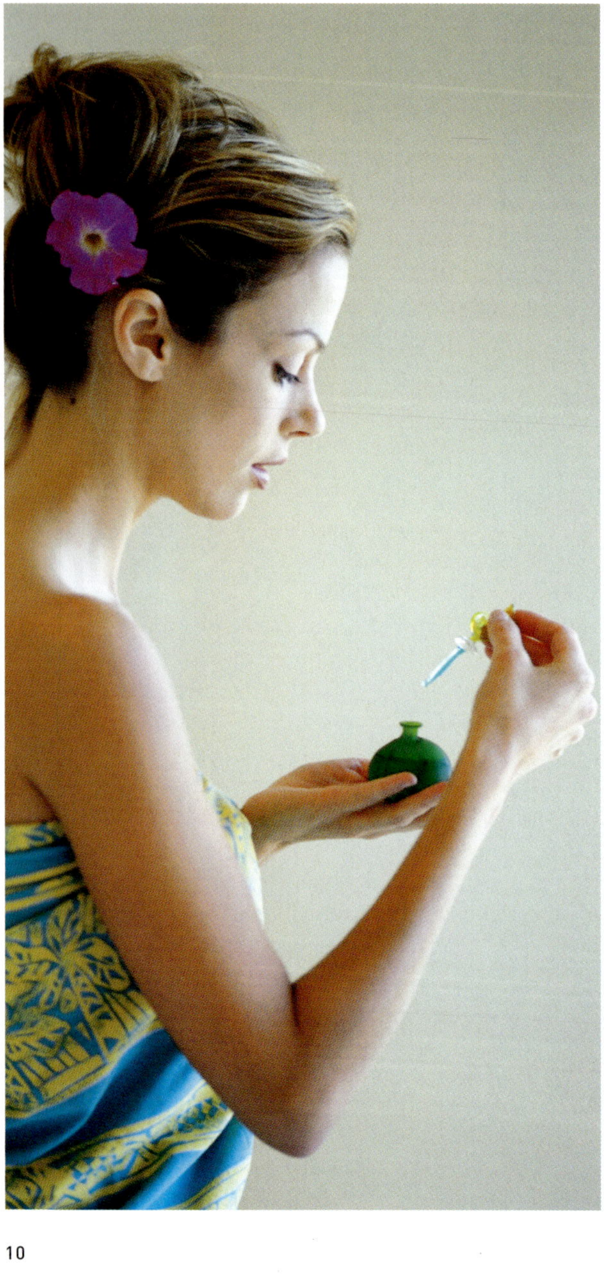

Zum Geleit

Es war Liebe auf den ersten Blick, als wir mit den Duftessenzen das erste Mal in Berührung kamen. Je länger wir mit ihnen zusammen sind, desto mehr steigert sich unsere Faszination. Denn es gibt in diesem Bereich merkwürdigerweise keine Gewöhnung, keine Abstumpfung der Sinne. Die Natur hat – wie alle anderen Dinge auch – die Beziehung der Lebewesen zu den Düften sehr weise eingerichtet. Schädliche Kleinlebewesen, die durch den Duft einer Pflanze vom Fraß abgehalten werden, gewöhnen sich auch nicht an diese abschreckende Information, entwickeln keine Resistenz. Und all die Insekten, die von den verlockenden Düften der Natur eingeladen werden, die Bestäubung vorzunehmen, vollziehen diese Arbeit täglich neu, und dies mit niemals nachlassendem Eifer.

In der Aromatherapie werden ätherische Öle als Heilmittel gezielt eingesetzt, um Einfluss zu nehmen auf körperliche, seelische oder geistige Vorgänge. In vielen Anwendungen ist dieser streng therapeutische Ansatz aber nicht gegeben, wodurch der Begriff «Aromatherapie» oft in Frage gestellt wird. Therapie im eigentlichen Sinn ist den Heil- und Pflegeberufen vorbehalten. Maßgebende Aromatherapeuten aus verschiedenen Ländern haben sich deshalb vor geraumer Zeit auf einen neuen Begriff geeinigt, nämlich auf «Aromatologie». Darunter versteht man ganz allgemein die Kenntnis über Wirkungsweise und Anwendungsmöglichkeiten von natürlichen Duftstoffen.

Wir befassen uns in diesem Buch vorwiegend mit der ganzheitlichen Aromatologie. Praxisnahe Anleitungen waren für uns sehr wichtig. Sie sind bei den einzelnen Beschreibungen der aromatischen Essenzen unter «Praktische Tipps» zu finden. Diese Anwendungen haben sich in der Praxis bewährt. Verstehen Sie sie aber bitte trotzdem nicht als feststehende Rezepte, sondern als Anregungen und

Hinweise. Denn wie für jeden Menschen die richtige Pflanze gewachsen ist, gibt es auch den richtigen Duft für eine bestimmte Situation. Wenn Sie das ätherische Öl finden wollen, das sich im Augenblick als Ihr Begleiter anbietet, dann wird Ihnen das aufmerksame Lesen der Beschreibung der seelischen Wirkung weiterhelfen. Und je genauer das Charakterbild des Duftes der Situation entspricht, in der man sich augenblicklich befindet, desto eher wird das jeweilige Öl hilfreich sein können.

Bei einer Anwendung ist auch immer die Qualität der Zeit zu bedenken: Der Duft, der morgens für Schwung und Lebensmut sorgt, kann möglicherweise am Abend zu Verzweiflung führen, weil man nicht einschlafen kann. Ein gedankenloser Umgang mit diesen höchst subtilen Heilmitteln, wie sie uns die Pflanze in Form der duftenden Öle zur Verfügung stellt, kann also unter Umständen mehr Schaden anrichten als Nutzen bringen. Doch der richtige Duft zur richtigen Zeit in der richtigen Dosis wird Ihnen nicht nur gut tun, sondern kann ein segensreicher Impuls zur Heilwerdung, zur Ganzwerdung sein, kann Ihr Leben grundlegend verändern.

Gesundheit und Wohlbefinden

Sich mit wohlriechenden Düften zu umgeben, das ist bestimmt eine der angenehmsten Arten, sich etwas Gutes zu tun. Wenn ein köstlicher Duft unsere Nase umschmeichelt, so stellt sich – fast zwangsläufig – wohlige Zufriedenheit ein. Spannungen werden gelöst ... dunkle Gedanken verflüchtigen sich. Stress und Ärger fallen von uns ab. Unser Innenleben wird harmonisiert, die Seele gesundet. Um diese wohltuende Wirkung zu erreichen, gehört allerdings auch dazu, dass wir uns genügend Zeit gönnen, die himmlischen Düfte bewusst in uns aufzunehmen und nicht nur «im Vorbeigehen» flüchtig zu schnuppern. Damit haben wir wohl die entscheidenste Eigenschaft der ätherischen Öle angesprochen: ihre Fähigkeit, eine Atmosphäre der Entspannung und des allgemeinen Wohlbefindens zu schaffen, Gesundheit zu erhalten und vorbeugend kleinere oder größere Krankheiten zu verhüten. Wir fühlen uns rundum wohl. Und Zufriedenheit und Wohlbefinden sind nach neuesten Erkenntnissen wichtigste Voraussetzung, ein angeschlagenes Immunsystem zu stärken.

Doch auch wenn eine Krankheit bereits ausgebrochen ist, können uns die duftenden Essenzen eine große Hilfe sein. In der Aromalampe vermindern sie ganz massiv die Zahl der Krankheitserreger in der Luft, desinfizieren die Atemwege und vertreiben schlechten Geruch aus dem Krankenzimmer. Daneben haben sie einen nicht zu unterschätzenden wohltuenden Einfluss auf das seelische Befinden des Kranken. Da angenehme Düfte für Zufriedenheit und innere Harmonie sorgen, werden auch die Widerstands- und Selbstheilungskräfte des Patienten gestärkt, so dass die Gesundung rascher voranschreiten kann.

In manchen Fällen wird es richtig sein, die ätherischen Öle äußerlich anzuwenden – in Form einer Massage, als Bad, als Wickel oder Kompresse. Die heilenden Substanzen werden durch die Haut aufgenommen und gelangen rasch ins Blut und damit zu den einzelnen Organen. Sie regen den Kreislauf an, entspannen verkrampfte Muskeln und überbeanspruchte Nerven und harmonisieren den Hormonhaushalt.

Reine ätherische Öle können zum Teil auch innerlich angewandt werden, doch wird die orale Einnahme nur in den seltensten Fällen wirklich erforderlich sein. Zudem ist diese Anwendungsform mit mancherlei Risiken verbunden, da die Essenzen wegen ihrer hohen Konzentration, bisweilen auch aufgrund toxischer Inhaltsstoffe, durchaus nicht ungefährlich sind. Unklare

Herkunft und chemische Verfälschungen sind weitere Gefahrenquellen. Es wurde daher in diesem Buch ganz darauf verzichtet, Angaben zur oralen Einnahme zu machen. Im Bedarfsfall lasse man sich von einem erfahrenen Aromatherapeuten beraten.

Die Aromatherapie ist keine Wundermedizin, sie hat wie jede Therapie ihre Grenzen, aber auch ihre bevorzugten Einsatzgebiete. Besonders wirkungsvoll ist die Anwendung ätherischer Öle bei Stress, Schlaflosigkeit und inneren Verspannungen. Bei körperlichen Beschwerden werden Erfolge vorwiegend bei Erkältungskrankheiten und bei Atemwegsbeschwerden, bei Muskelverspannungen und bei Kopfschmerzen verzeichnet. Aber auch viele andere Schmerzzustände, Störungen im Hormonhaushalt, rheumatische Erkrankungen und Hautkrankheiten können positiv beeinflusst werden.

Das Wesentliche der Pflanze: die Essenz

Pflanzen, welche ätherische Öle enthalten, zählen zu unseren wichtigsten Heilpflanzen. Diese duftenden, leichtflüchtigen Bestandteile sammeln sich in speziellen Ölzellen in den verschiedensten Pflanzenteilen. Bei den einen Pflanzen sind sie in den Blüten zu finden (zum Beispiel beim Jasmin), bei anderen im Holz (Sandelholz) oder in der Rinde (Zimt), in den Blättern (Salbei), in den Früchten (Wacholder), in der Fruchtschale (Zitrone) oder in den Samen (Fenchel), in den Wurzeln (Angelika) oder in den unterirdischen Sprossen (Ingwer) oder auch im Harz (Weihrauch).

Als die Alchimisten versuchten, auch die tiefsten Geheimnisse der Natur zu ergründen, zerlegten sie die Pflanzen in drei Grundbestandteile, welche sie die «philosophischen Prinzipien» nannten: in Körper, Seele und Geist. Die Seele – oder wie es in der Alchimie heißt: der Sulphur – wurde durch das ätherische Öl verkörpert. Dieser Sulphur, der das innere Wesen jeder Pflanze ausmacht, ist stets das eigentliche Individuum, die Seele, die Essenz.

Die Zusammensetzung der ätherischen Öle variiert sehr stark von Pflanze zu Pflanze und gibt ihnen ihre Individualität – so, wie auch die seelischen Eigenschaften des Menschen seine Persönlichkeit ausmachen. Daher werden die ätherischen Öle auch essenzielle Öle, kurz «Essenzen», genannt. Der Duft entspricht der seelischen Qualität der Pflanze, der Schwingung ihrer Seele. Wir Menschen sprechen bewusst oder unbewusst auf die Botschaft der Düfte an.

Gerüche offenbaren das eigentliche Wesen nicht nur der Pflanzen, sondern auch der Tiere und Menschen. Doch Duftstoffe, die von Tieren gewonnen werden, wie Moschus, Ambra, Zibet und andere, gehören nicht zu den ätherischen Ölen und werden in der Aromatherapie auch nicht verwendet.

Harmlos oder giftig?

Es ist eine häufig verbreitete Meinung, dass eine Substanz, die keine unerwünschten Nebenwirkungen zeigt, auch keine therapeutische Wirkung besitzen könne. Diese Ansicht widerspricht dem Leben. Heilmittel, sofern sie aus ungiftigen Pflanzen hergestellt werden, haben ihre gesundheitsfördernde Wirkung vielfältig bewiesen, ohne dass es zu Nebenerscheinungen gekommen ist.

Der wissenschaftliche Fortschritt im 20. Jahrhundert machte es möglich, Pflanzen als Ideenlieferant für synthetisch hergestellte Heilmittel zu nutzen. Die Ganzheit der Pflanze (ein ätherisches Öl besteht normalerweise aus einigen Dutzend bis einigen Hundert verschiedener Substanzen) wurde dabei einem einzigen isolierten Hauptwirkstoff geopfert. Heilwirkungen wurden nur dann als solche akzeptiert,

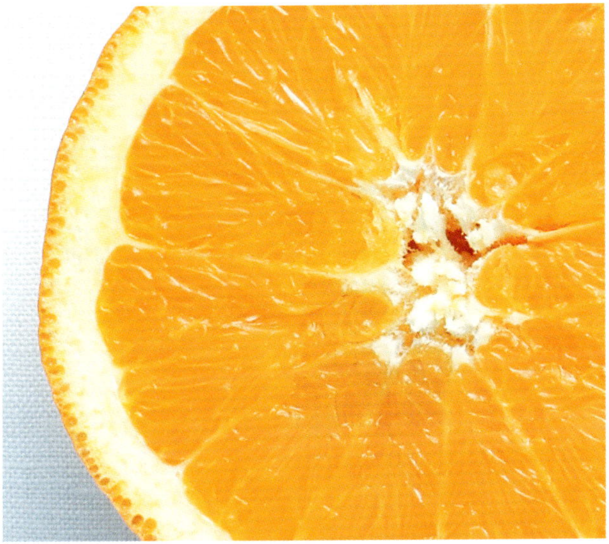

Orange: Ätherische Ölbehälter und Saftschläuche.

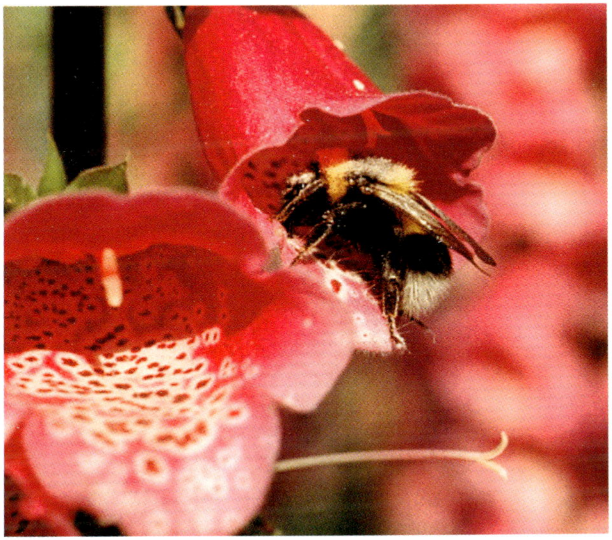

Giftpflanze «Roter Fingerhut»: Für den Blütenbesucher «Hummel» aber nicht giftig.

wenn sie sich sofort und deutlich im Experiment messen ließen. Die Auswirkungen sind bekannt: die durch solche Heilmittel erzeugten Nebenwirkungen sind manchmal unheilvoller als die behandelten Leiden. Die Krankheitskeime haben bewiesen, dass sie in relativ kurzer Zeit resistent gegen jedes von Menschenhand entwickelte Arzneimittel werden.

Bei den ätherischen Ölen, die sich aus einer Fülle von einzelnen Stoffen zusammensetzen, braucht es den Wirkstoffkomplex als Ganzheit für den heilenden Effekt. Gemäß Untersuchungen haben solche Inhaltsstoffe, die im Öl nur in Spurenform vorkommen und fast nicht mehr messbar sind, einen ganz entscheidenden Anteil am Wirkungsspektrum. Im Zusammenhang mit ätherischen Ölen sind Resistenzentwicklungen bisher nicht beobachtet worden. Sie erzeugen auch nur selten unerwünschte Nebenwirkungen. Allergische Reaktionen sind meistens auf Verunreinigungen durch Pestizide oder Herbizide zurückzuführen. Aber auch reine Öle sind nicht immer ungefährlich. Zu unangenehmen Nebeneffekten kann es bei unsachgemäßer Anwendung der hochkonzentrierten Öle kommen, vor allem bei Überdosierung. «Alles ist Gift, alles ist Arznei, es kommt nur auf die Dosis an» – so formulierte es sinngemäß Hippokrates, der wohl berühmteste Arzt der Geschichte.

Nehmen wir als Beispiel den Salbei, der schon immer als besonders heilkräftig galt, was sich auch in der Namensgebung ausdrückt (lateinisch «salvia», abgeleitet von «salus», was «das Heil» bedeutet). Diese wunderbare Heilkraft kommt ausgeprägt in der schwachen Konzentration einer Tasse Salbeitee zum Tragen. Wenn wir aber auch nur einen einzigen Tropfen des ätherischen Salbeiöls einnehmen, dann entspricht dies rund 50 Tassen Tee. Bei extremer Überdosierung der Essenz nach dem Motto «viel hilft viel» können wir dann leicht die Inhaltsstoffe einer ganzen Jahresration Tee unserem Körper zumuten.

Es ist sicher einleuchtend, dass bei solch geballter Ladung die im Salbei enthaltenen Heilstoffe in eine Giftwirkung umschlagen können. Und wie bei jedem Stoff gibt es auch hier eine tödliche Dosis.

Bedenken wir also bei jeder Anwendung, welche ungeheuren Kräfte in den natürlichen Duftstoffen verborgen sind. Neuere Erfahrungen zeigen, dass starke Verdünnungen häufig zu besseren Heilerfolgen führen als unverdünnte oder schwach verdünnte Gaben: kleiner Einsatz – große Wirkung.

Natürlich oder synthetisch?

Manchmal empfinden wir einen Duft als stechend und aufdringlich, ja fast als aggressiv, er macht uns Kopfschmerzen oder verursacht Übelkeit. Vielleicht haben wir in diesem Fall am falschen Ort gespart, uns von einem Marktschreier blenden lassen und ein «preiswertes» synthetisches oder halbsynthetisches Duftöl erstanden.

Wenn das Fläschchen nicht mit «ätherisches Öl» beschriftet ist, sondern mit der Bezeichnung «Duftöl», «Aromaöl» oder ähnlichem Wortlaut, dann handelt es sich mit großer Wahrscheinlichkeit um ein synthetisches Produkt. Sind die Aromen zudem in Fläschchen aus Weißglas abgefüllt, dann können wir ganz sicher sein: die Ware ist wertlos, auch wenn der Verkäufer wortreich die Reinheit und natürliche Herkunft beteuert. Die aus Blüten oder anderen Pflanzenteilen gewonnene Essenz ist lichtempfindlich und muss in braunen, vor Lichteinfall schützenden Glasgefäßen aufbewahrt werden.

Werden alle Duftnoten zu einem Einheitspreis angeboten, so können sie kaum natürlichen Ursprungs sein. Denn für jedes Öl braucht es unterschiedlich viel Pflanzenmaterial, was sich auf den Preis auswirkt. Für 1 kg Fenchelöl benötigt man «nur» etwa 30 kg preiswerten Fenchelsamen – für die gleiche

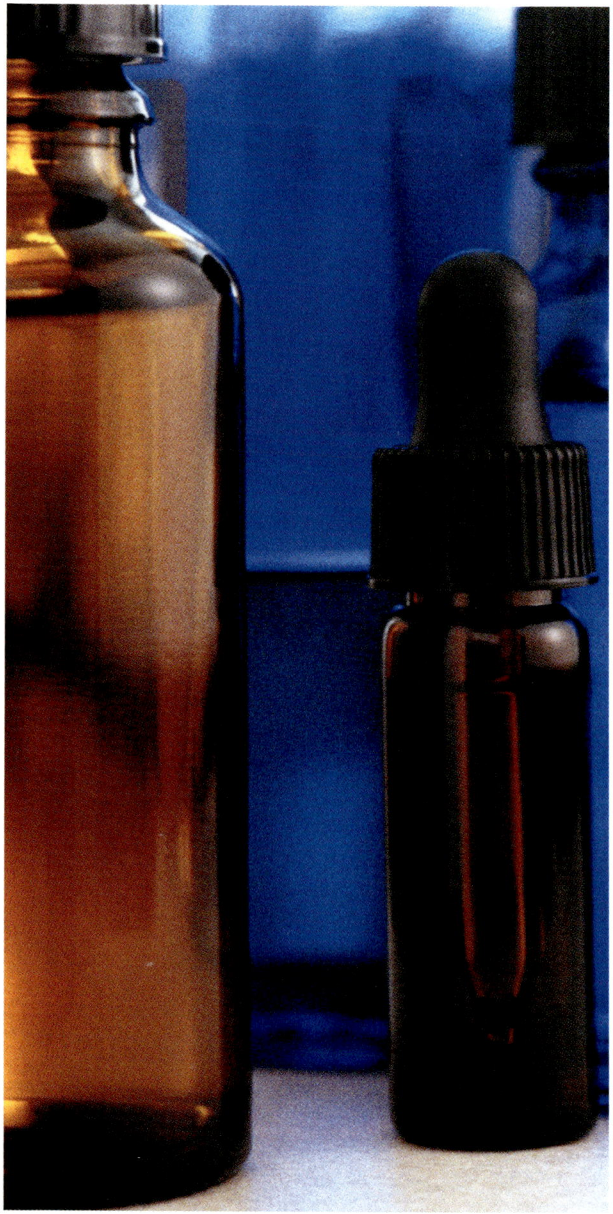

Menge Jasminöl jedoch 1000 kg von Hand gepflückte Jasminblüten. Noch viel mehr Rohmaterial braucht es für das exklusive Rosenöl, das schon immer mit Gold aufgewogen wurde. Ganze 5000 kg Rosenblüten sind für 1 kg Rosenöl notwendig. Nur wenn man diese Zusammenhänge nicht kennt, wähnt man sich bei einem Fläschchen «Rosen-Duft-Essenz» für Euro 4,50/CHF 6.– als Besitzer eines echten ätherischen Öls.

Wichtig ist ferner zu wissen, aus welchen Pflanzen ätherische Öle gewonnen werden können. Namen wie etwa «Kokos», «Mandelblüte», «Erdbeer», «Grüner Apfel», «Gardenia» oder Phantasienamen wie «Opium» deuten auf künstliche Produkte hin. Aus manchen Blüten, die betörend duften, lässt sich eigenartigerweise kein ätherisches Öl gewinnen. Dazu zählen auch Flieder und Maiglöckchen.

Verwirrend kann sein, dass von manchen Düften natürliche und synthetische Produkte angeboten werden, so etwa von Sandelholz, Bergamotte, Hyazinthe, Jasmin, Rose, Neroli, Lavendel, Veilchen ... Das Wirkungsspektrum von natürlichen Aromen ist weit umfassender als das naturidentischer. Es lohnt sich in dem Fall, seine Düfte dort einzukaufen, wo man das Vertrauen haben kann, dass die Öle seriös deklariert werden. Gut ist zudem, wenn wir unser Riechorgan, die Nase, schulen, damit wir uns auf den eigenen Geruchssinn besser verlassen können. Denn die Nase ist bei Duftessenzen immer noch das beste Kontrollorgan.

Qualitätsmerkmale

Das A und das O für einen erfolgreichen und freudvollen Umgang mit ätherischen Ölen ist die Qualität. Da es für Laien außerordentlich schwierig ist, minderwertige Ware von Qualitätsware zu unterscheiden, wollen wir an dieser Stelle ein paar Hilfen anbieten:

- Einem Fläschchen mit natürlichem ätherischem Öl sieht man es leider nicht an, ob es sich beim Inhalt um ein Billigprodukt oder um eine Spitzenqualität handelt. Oft wird im Großhandel Billigware oder bestenfalls Durchschnittsqualität eingekauft, weil sich preisgünstige Produkte besser vermarkten lassen. Man bedenke also, dass für eine gute Qualität auch ein angemessener Preis bezahlt werden muss. Häufig genug werden auch teure Öle mit Alkohol, fettem Öl oder Ersatzprodukten gestreckt, ohne dass die Panscherei deklariert wird. Auf der Etikette kann dann sogar die Angabe «100 % natürlich» stehen. Natürlichkeit allein garantiert noch keine Qualität, da Füllstoffe ohne weiteres natürlichen Ursprungs sein können.

- Manche Anbieter verstehen unter Qualität ein bestimmtes, immer gleich bleibendes Verhältnis der Inhaltsstoffe. Das klingt fürs erste gut, da es sogenannten wissenschaftlichen Kriterien entspricht. Da die Zusammensetzung der Öle aber je nach Groß- oder Kleinklima, nach Bodenbeschaffenheit und Herkunftsland, nach Tag und Stunde der Gewinnung und je nach Art der Aufbereitung und Lagerung variiert, passt die Pflanze als Lebewesen und Duftlieferant nicht in solche Klischees. Wer eine «gleich bleibende Qualität» garantieren will, muss mischen und fälschen und fehlende Inhaltsstoffe zufügen.

- Es gibt eine Reihe von Analyseverfahren, beispielsweise die Gas-Chromatographie, mit denen die ätherischen Öle auf ihre Bestandteile untersucht werden können. Doch gibt es heute Fälscherlabors mit derart raffinierten Methoden, dass Verfälschungen durch chemisch-physikalische Analysen nicht mehr aufgedeckt werden können.

- Wollen wir absolut sicher sein, dass wir eine wirklich gute Qualität erwerben, so halten wir am besten Ausschau nach einem Anbieter, der sich bemüht, auch Öle anzubieten, die von Pflanzen aus biologischem Anbau stammen. Die meisten Essenzen aus kontrolliertem biologischem Anbau sind von einer ganz speziellen Qualität und unterscheiden sich in Zusammensetzung und Duftqualität oft erheblich von «normalen» Ölen.
  Der wichtigste Unterschied ist aber nicht die naturgerechte und giftfreie Kultivierung der Pflanzen, sondern eine sorgfältige, schonungsvolle Gewinnung der ätherischen Öle. Die Pflanzen werden nicht nach ökonomischen Erfordernissen schnell und gewinnbringend ausgebeutet, sondern einfühlsam behandelt und sanft und vollständig in kleinen Apparaturen destilliert. Duft und Wirkungsweise des so gewonnenen Öls sind daher auch ganzheitlicher.

Gewinnung der ätherischen Öle

Es gibt eine Reihe unterschiedlicher Verfahren, mit denen die Essenzen aus den Pflanzen gewonnen werden. Zu den wichtigsten Gewinnungsmethoden zählen die Wasserdampf-Destillation, die Kaltpressung und die Extraktion.

Die Wasserdampf-Destillation ist bei der Gewinnung ätherischer Öle die weitaus häufigste Methode. Heißer Wasserdampf wird durch zerkleinertes Pflanzenmaterial geleitet, dabei werden die leicht flüchtigen ätherischen Öle mitgerissen. Nach Abkühlung des Dampfes lassen sich kondensiertes Wasser und Öl leicht voneinander trennen. Die durchschnittliche Destillationszeit beträgt 1 bis 4 Stunden. Ein Nachteil dieser Methode ist die relativ hohe Temperatur beim Destillieren, durch die manche Öle an Qualität verlieren. Ein neueres Verfahren, die Vakuum-Destillation, verspricht eine schonendere Behandlung bei niedrigen Temperaturen.

Die Kaltpressung wird zur Gewinnung der so genannten Agrumenöle aus Zitrusfrüchten angewandt. Die Fruchtschalen werden in großen Behältern maschinell ausgepresst. Bei dieser Methode ist es besonders wichtig, dass die Früchte aus biologischem Anbau sind, da sonst giftige Spritzmittel in die ätherischen Öle gelangen können.

Die Extraktion wird immer häufiger angewandt. Die Essenz wird mit Hilfe von Lösungsmitteln aus der Pflanze herausgezogen. Verwendete Lösungsmittel sind zum Beispiel Alkohol, Hexan oder Petroläther. Diese Stoffe werden nach der Extraktion wieder aus dem Extraktionsgut entfernt. Dabei werden allerdings nicht nur ätherische Öle, sondern auch andere Stoffe aus der Pflanze herausgelöst, zum Beispiel Wachse und Farbstoffe. Daher zählen extrahierte Duftstoffe streng genommen nicht zu den ätherischen Ölen. Sie müssen mit «Absolue» (aus Blumen oder Kräutern gewonnen) oder «Resinoid» (aus pflanzlichen Harzen gewonnen) gekennzeichnet sein.

Durch Extraktion gewonnene Öle sind in der Aromatherapie nur begrenzt einsetzbar, da auch bei sorgfältigster Handhabung noch Spuren des Lösungsmittels in der Essenz nachgewiesen werden können. Auf diese Herstellungsmethode kann aber nicht verzichtet werden, da einige wertvolle Öle, wie zum Beispiel Jasmin und Hyazinthe, nur durch Extraktion gewonnen werden können.

Aufbewahrung und Haltbarkeit

Die ätherischen Öle sind unterschiedlich lang haltbar. Leichte, spritzige Düfte, zu denen in erster Linie die Zitrusöle zählen, haben mit 1–2 Jahren die kürzeste

Verfallzeit. Am längsten können wir die schweren, erdhaften Essenzen aufbewahren, die vorwiegend aus Hölzern oder Wurzeln gewonnen werden. Diese behalten meist länger als 5 Jahre ihre therapeutische Wirksamkeit, wenn sie richtig aufbewahrt werden. Manche Öle, so zum Beispiel Jasmin, Patchouli, Sandelholz oder Rose, werden sogar durch die Lagerung besser. Ätherische Öle verhalten sich ähnlich wie Weine: die schweren, dunklen Düfte verkörpern einen schweren Burgunder, der seine beste Reife erst durch Lagerung erhält, während die leichten Düfte eher einem spritzigen Weißwein ähneln, der nach der Kelterung schon bald getrunken werden muss.

Die Öle vertragen kein direktes Sonnenlicht und sollten möglichst dunkel gelagert werden. Am besten bewahrt man sie in dunklen Glasflaschen auf. Plastikflaschen können die Qualität der Öle beeinträchtigen – manche Aromen lösen bestimmte Kunststoffe auf. Auch Flaschen mit Gummipipette sind aus dem gleichen Grund nicht geeignet.

Ätherische Öle sind temperaturempfindlich. Schnell alternde Öle (Zitrusöle und Wacholder) halten sich länger, wenn sie kühl gelagert werden, vorzugsweise im Kühlschrank. Die beste Temperatur für die übrigen Öle liegt bei 14 bis 18 Grad, doch werden wir in unseren heutigen Wohnungen nur selten einen Raum haben, der so ideale Bedingungen hat. Wichtiger als die genau richtige Temperatur ist jedoch eine gleichbleibende Temperatur. Sehr gute Bedingungen bietet ein Weinkeller wenigstens dann, wenn man die Öle selten braucht oder wenn man größere Mengen lagern möchte.

Natürliche Duftstoffe oxydieren an der Luft. Das bedeutet, dass die Öle umso schneller altern je mehr Luft im Fläschchen ist und je öfter es geöffnet wird. Generell kann gesagt werden, je öfter wir ein Öl benutzen, desto ungünstiger sind meistens die Bedingungen für eine längere Lagerung.

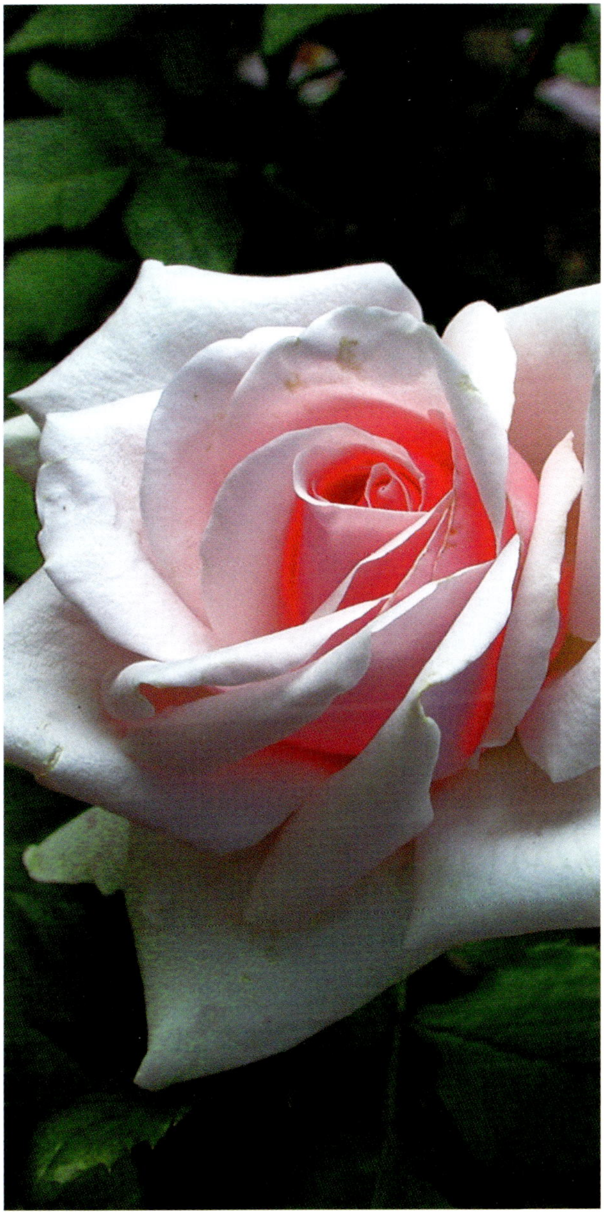

Doch bei häufigem Gebrauch wird das Fläschchen sowieso nach einigen Monaten, spätestens nach einem Jahr, aufgebraucht sein – und so lange wird die Qualität der meisten Essenzen auch bei nicht optimalen Bedingungen zufriedenstellend bleiben.

Das Geheimnis des Riechens

Gerüche haben einen sehr direkten und bevorzugten Zugang zu jenen Teilen des Gehirns, in denen unsere Gefühle entstehen: Sympathie, Liebe, Glücksgefühle, Zufriedenheit - oder eben das Gegenteil davon bei unangenehmen Gerüchen. Auch wenn wir uns der Einflüsse, welche die Außenwelt auf uns ausübt, nicht bewusst sind, so spielen doch Geruchswahrnehmungen eine größere Rolle in unserem Gemütsleben und in unserer Reaktion auf die Umwelt, als bisher angenommen wurde. Unser wichtigstes Kontaktorgan ist die Nase, mit der wir auf eine sehr subtile Weise Beziehung aufnehmen zu unserer Umgebung, zu anderen Lebewesen.

Unsere Nase kann als eine Erweiterung des Gehirns betrachtet werden. Von den Riechfeldern im Innern der Nase werden die Geruchsinformationen durch die Siebbeinplatte unmittelbar in einen Teil des Gehirns geleitet, der als Riechkolben bezeichnet wird. Hier besteht eine direkte Verbindung zum sogenannten limbischen System, dem entwicklungsgeschichtlich ältesten Teil unseres Großhirns. Das limbische System ist ein höchst wichtiges Regulationssystem, das unserem Bewusstsein entzogen ist. Es ist der Bereich, in dem wir unsere Gefühle entwickeln und Steuerzentrale für Motivation, Kreativität und Konzentration.

Die limbische Gehirnregion ihrerseits hat einen starken, vielfältigen Einfluss auf den Hypothalamus und auf das vegetative Nervensystem. Der Hypothalamus, oberste Instanz aller Drüsen, ist verbunden mit der Hypophyse, die ihrerseits als wichtige Schaltstelle der Gefühle angesehen werden kann. Im Gehirn eintreffende Geruchsinformationen bewirken, dass die am Hypothalamus sitzende Hypophyse angeregt wird, Hormone auszuscheiden, die ihrerseits Einfluss auf alle Körpervorgänge haben und das gesamte Stoffwechselgeschehen steuern. Dabei entstehen vielfältige Wechselwirkungen und komplizierte Rückkoppelungseffekte, deren Gesetze erst in den letzten Jahren ansatzweise erkannt wurden.

Die enge Beziehung von Geruch und Gehirn hat jedoch schon die heilige Hildegard von Bingen intuitiv erfasst, als sie formulierte:

«Die Augen sind die Wege des Menschen, die Nase ist sein Verstand».

Düfte hinterlassen einen inneren Abdruck und verändern die Gehirnströme. In Untersuchungen hat man nachweisen können, dass neue Nervenfasern in der Nähe des Balkens gebildet werden. Dies zeigt, dass durch wohltuende Gerüche den normalen körperlichen Abbauvorgängen entgegengesteuert werden kann – ja sogar ein überraschender, wertvoller Verjüngungsvorgang eingeleitet wird.

Insgesamt lässt sich sagen, dass Geruchswahrnehmungen außerordentlich komplexe Vorgänge im Gehirn auslösen, dass sie eine seelische, stoffliche und bewusstseinsverändernde Wirkung haben. Sie können starke seelische Widerstände und Blockaden lösen, so dass verdrängte Erlebnisse aus unserem Unterbewusstsein an die Oberfläche gelangen. Dadurch werden Träume aktiviert, das Erinnerungsvermögen wird gestärkt und Bilder aus der Vergangenheit tauchen wieder auf: vergessene Erlebnisse aus der Kindheit werden plötzlich wieder lebendig.

Duft und Seele

Jedes ätherische Öl hat seinen eigenen Charakter, seine eigene Persönlichkeit. Damit verbunden

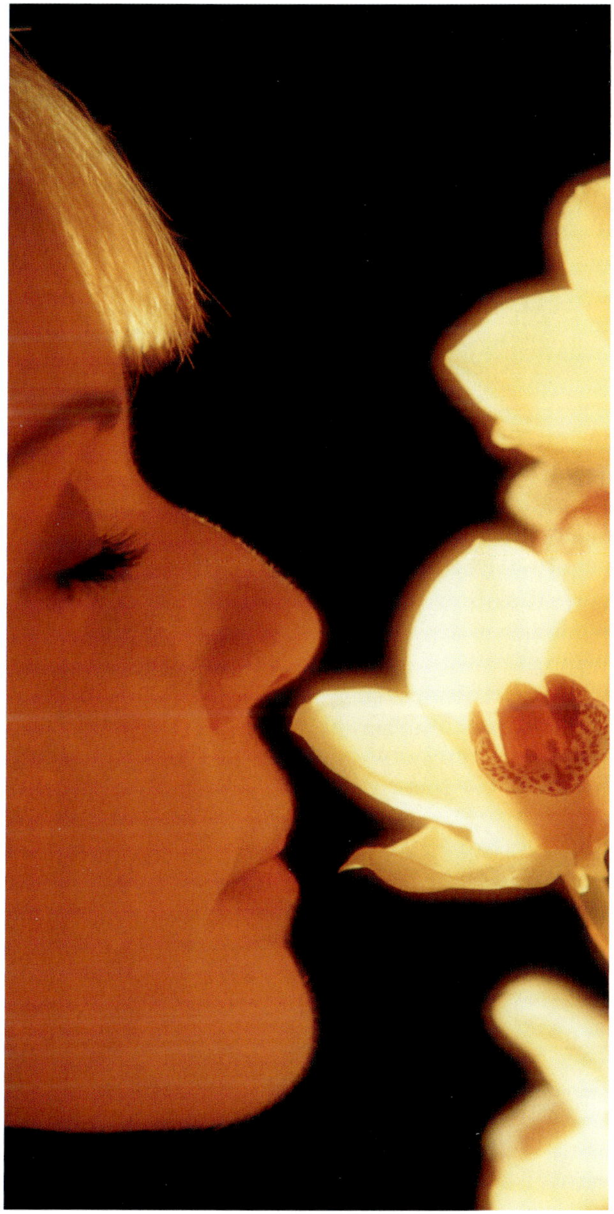

ist die Pflanzenbotschaft, die in einem Duft verborgen ist. Wenn wir einen zarten Duft verdunsten lassen, so handelt es sich um extreme, nahezu feinstoffliche Verdünnungen, die aber machtvolle Wirkungen entfalten können. Und diese Wirkungen sind, erklärbar durch den unmittelbaren Zugang zum limbischen System, mit den seelischen Qualitäten des Menschen eng verknüpft. Die subtile Botschaft des Duftes wird aber von uns nicht verstanden, wenn wir nicht dazu bereit sind, wenn wir uns der Botschaft verschließen. Sind wir jedoch offen für feine Schwingungen, für zarte Regungen, so haben wir die Tore geöffnet für ungewöhnliche Wahrnehmungen. Entspricht dann die Information des Duftes genau dem Thema, das uns im Moment besonders beschäftigt oder sogar leiden lässt, so kann die Auswirkung auf uns von tiefgreifender Bedeutung sein. Das trifft besonders dann zu, wenn uns ein Duft geradezu magisch anzieht.

Die natürlichen Duftstoffe sind gute Begleiter für alle Lebenslagen – und gerade in schwierigen Phasen helfen sie uns über den Berg. Zu den schönsten und eindrücklichsten Erlebnissen gehören Erfahrungen mit den Düften, bei denen wir die seelische Wirkung intensiv an uns spüren und erleben.

Wohlgerüche wurden immer schon mit Göttlichem gleichgesetzt. So wurde der Duft auch seit je als Mittler zwischen Seele und Körper verstanden. Jeder Duft löst in uns Empfindungen und Gefühle aus, die sich positiv oder negativ auswirken.

Abstoßende und widerliche Gerüche erzeugen negative Gefühle und eine schlechte Stimmung, während Wohlgerüche Lebenskraft und jugendliche Vitalität zu fördern vermögen. Je stärker ein Mensch auf einen positiv empfundenen Duftstoff anspricht, desto größer werden die geweckten Selbstheilungskräfte sein. So wie die im Gehirn eintreffenden Geruchsinformationen einen bedeutsamen Einfluss auf den Hormonhaushalt haben, so steuert auch

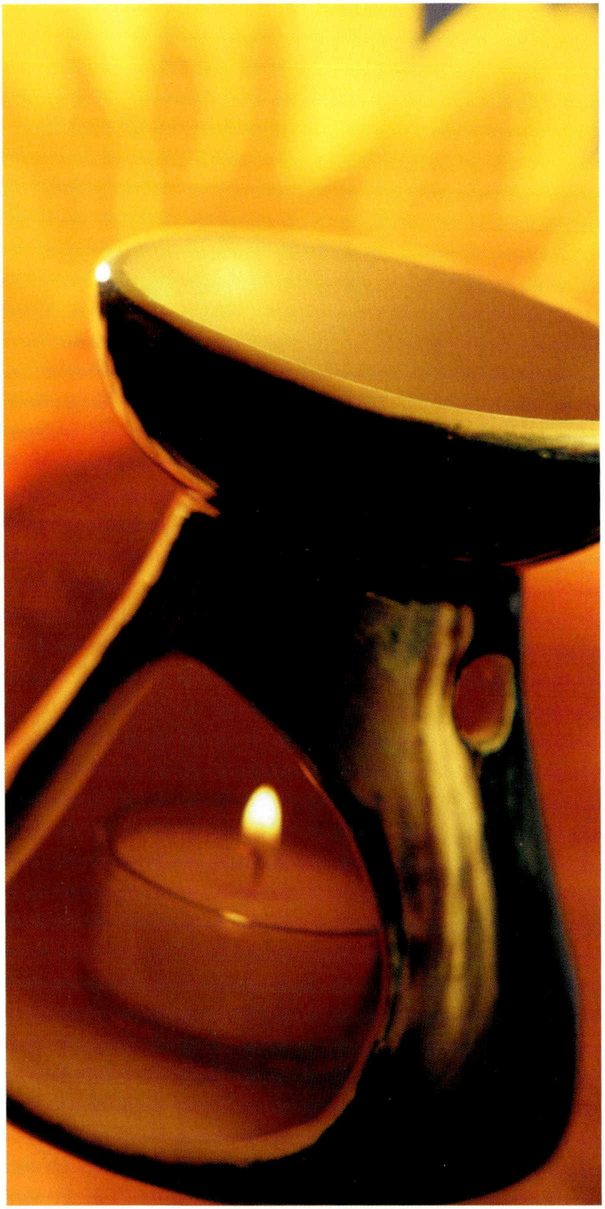

jeder Gedanke, jedes Gefühl unmittelbar das Hormongeschehen. Da Düfte unsere Stimmung verbessern, wird auch indirekt unser hormonales Gefüge harmonisiert.

Die starke Beeinflussbarkeit der vegetativen Funktionen durch Düfte ist naturgegeben. Unser Körper hat sich in Jahrmillionen in Wechselwirkung mit der Natur – und auch mit den Duftstoffen – entwickelt. Da wir aber unserer Nase nicht die ihr gebührende Achtung schenken, hat sich unser Geruchssinn allmählich zurückentwickelt. Die bewusste und sorgfältige Anwendung natürlicher Duftessenzen verhilft uns zu einer neuen Sensibilität gegenüber den Gesetzmäßigkeiten der Natur. Das Kennenlernen der Düfte öffnet den Weg in unsere Seelenlandschaft und verbindet uns mit unseren Urbildern. Es führt uns zu unserem verborgenen Ich und versöhnt uns mit uns selbst. Wie treffend das von den alten Ägyptern formuliert wurde: Ein Tag ohne Wohlgerüche kann kein glücklicher Tag sein.

Auf die Dosis kommt es an

Duftpflanzen enthalten sehr unterschiedliche Mengen ätherischer Öle. Der Gehalt liegt im Durchschnitt zwischen 1 und 2 %. In dieser Konzentration kommt es sehr selten zu Reizungen oder unerwünschten Nebenwirkungen. Wir sind also gut beraten, wenn wir bei der Herstellung eines Haut- oder Massageöls die Natur zum Vorbild nehmen und unsere Einreibungen mit etwa zweiprozentigen Verdünnungen machen. Auf 100 ml/1 dl kommen etwa 40 Tropfen. Das bedeutet, dass wir mit dem Inhalt eines Duftfläschchens, das meist 10 ml enthält, einen halben Liter Basisöl aromatisieren können.

Bei therapeutischen Anwendungen, die nicht großflächig oder täglich vorgenommen werden, wird meist eine 3- bis 5-prozentige Lösung verordnet.

Bei sehr hautfreundlichen Düften, wie z. B. Lavendel, Rosenholz oder Sandelholz, darf die Konzentration sogar noch höher liegen. Umgekehrt gibt es Öle, die nur in wirklich kleinen Mengen verwendet werden sollten. Sehr teure Duftstoffe, beispielsweise Jasmin, Rose und Neroli, sind so ergiebig, dass 2 bis 4 Tropfen auf 100 ml Basisöl häufig ausreichen. Auch andere sehr duftintensive Essenzen wie Geranium können eher schwach dosiert werden. Mit phototoxischen (bei starker Sonneneinwirkung hautschädigend) oder hautreizenden Ölen ist extrem vorsichtig umzugehen. Große Vorsicht sollten auch empfindliche und zu Allergien neigende Menschen üben und die jeweils empfohlenen Dosierungen anpassen. Ganz besonders für sie gilt: eine Dosis ist immer eine individuelle Dosis.

Für Kinder unter 10 Jahren sind die angegebenen Dosierungen zu halbieren. Kleinkindern geben wir sogar nur einen Viertel der empfohlenen Menge.

Die durchschnittliche Dosierung für ein Vollbad liegt bei 6 bis 10 Tropfen pro Badewanne, das entspricht einem Mischungsverhältnis von etwa 1 : 400 000. Die Wirkstoffkonzentration liegt hier im Bereich eines Kräutertees. Für eine stärkere oder schwächere Dosierung halte man sich an die Empfehlungen in den vorangehenden drei Abschnitten.

Immer wieder wird von Erfahrungen berichtet, dass extreme Verdünnungen eine gleiche oder gar noch bessere Wirkung erzielen als eine normale Anwendung. So erwähnt Jean Valnet, dass die blaue Kamille in einer Verdünnung von 1 : 170 000 zuverlässig infizierte Wunden heile. Und bei Robert Tisserand ist bei Schleimablagerungen in der Lunge zu erfahren, dass die Inhalation von nur einem Dreißigstel eines Tropfens Lemongrasöl eine wesentlich bessere Wirksamkeit zeige als höhere Dosierungen.

Wir sollten uns bei Verwendung natürlicher Duftessenzen stets daran erinnern, dass wir sie nicht zur Massenware degradieren, da häufig schon kleinste Mengen ausreichen. Seien wir uns bewusst, dass hinter jedem Fläschchen eine große Menge an Pflanzenmaterial steht – lebende Pflanzen, die ihr Leben zu unserer Erbauung, zu unserer Heilung hergegeben haben. Ein sorgfältiger Umgang mit den meist preiswerten, jedoch trotzdem kostbaren Duftstoffen ist so gesehen ein wertvoller Beitrag zum Schutz unserer gefährdeten Natur.

Aromalampen und Duftsteine

Eine einfache Möglichkeit mit der Welt der Wohlgerüche Bekanntschaft zu machen, ist die Verwendung einer Aroma- oder Duftlampe. In eine flache, mit Wasser gefüllte Schale werden einige wenige Tropfen einer Essenz geträufelt. Ein darunter befindliches Teelicht erwärmt das Wasser, so dass die leicht flüchtigen Duftmoleküle sich schnell im ganzen Raum verteilen. Viele Menschen machen mit einer Aromalampe und einem Duftfläschchen erste Gehversuche mit den Wohlgerüchen. Der Duft kann sehr schnell das Interesse wecken, mehr über die Geheimnisse der Aromatologie zu erfahren.

Ganz besonders in der Vorweihnachtszeit, wenn die Abende länger werden, erfreuen sich die duftenden Essenzen großer Beliebtheit. Eine hübsch geformte Aromalampe, die einen betörenden Duft verströmt, dazu das flackernde Kerzenlicht – das sind Erlebnisse, die unser Herz insbesondere im Winterhalbjahr höher schlagen lassen.

Nicht alle sind mit ihrer Duftlampe glücklich und zufrieden. Meist liegt es an der Größe der Lampe. Bei zu kleiner Wasserschale fängt das Wasser schon nach kurzer Zeit zu kochen an und die Düfte verbrennen mehr, als dass sie zart verströmen. Man achte also auf ein ausreichend großes Wassergefäß sowie auf einen genügend großen Abstand zwischen Schale und Wärmequelle.

Ein Duftstein ist in der Anwendung noch einfacher. Der poröse Stein saugt die Essenzen auf und gibt sie langsam, über Stunden oder Tage verteilt, wieder ab. Ein Nachteil des Duftsteines ist, dass er nicht diese romantische, heimelige Atmosphäre schafft wie etwa die Aromalampe. Der Duftstein hat aber sehr wohl auch seine Vorteile. Man muss ihn nicht beaufsichtigen. Gerade im Kinderzimmer, aber auch für nächtliche Anwendungen, ist der Stein ideal. Da die Aromen zudem nicht erwärmt werden, ist eine Qualitätseinbuße durch zu große Hitzeeinwirkung ausgeschlossen.

Duftende Bäder

In einem warmen Bad können wir das Öl auf eine sehr angenehme Art über die Haut aufnehmen. Die Wärme entspannt den ganzen Körper und die Poren öffnen sich. Das ist wichtig für ein erfolgreiches Aromabad.

Bei der Duftlampe können wir beobachten, dass die Essenz im Wasser entweder auf dem Boden abgelagert wird oder als Ölfilm auf der Wasseroberfläche schwimmt. Beim Aromabad durchbrechen wir diese Gesetzmäßigkeit mit einem Emulgator. Er verbindet die Essenz mit dem Wasser und sorgt für eine optimale Verteilung. Als natürliche Emulgatoren eignen sich:

Essig: Als Emulgator empfehlenswert, wenn es darum geht, den Organismus zu reinigen und zu entgiften oder das Immunsystem zu stärken – also bei Pilz- und Infektionskrankheiten, aber auch bei rheumatischen und anderen Ablagerungserkrankungen. Am geeignetsten ist ein Apfel- oder ein beliebiger Obstessig. Für ein Vollbad benötigt man etwa 100 ml/1 dl, für ein Fußbad 3 EL und für ein Sitzbad 2 EL Essig.

Molke: Sie nährt die Haut, macht sie samtweich und geschmeidig. Die Molke wird deshalb vor allem für kosmetische Anwendungen eingesetzt, speziell bei gereizter und empfindlicher Haut. Molke ist flüssig und in Pulverform erhältlich. Für ein Vollbad benötigt man 2 Hand voll Pulver, vom flüssigen Produkt ca. 250 ml/2,5 dl. Gibt man die Molke in die Badewanne, bevor man das Wasser einlaufen lässt, erhält man ein leichtes Schaumbad. Tipp: Molkenpulver in einer Schüssel mit wenig Wasser anrühren. Diesen Brei zusammen mit den ätherischen Ölen zuerst für eine Gesichtsmaske im Bad und erst dann für das Badewasser verwenden.

Milch, Rahm/Sahne: Besonders wertvoll ist unpasteurisierte Vollmilch und unpasteurisierter Rahm/Sahne. Beide sind hervorragende Emulgatoren. Mit ihrem hohen Nährstoffgehalt nähren und pflegen sie die Haut. Anwendung und Dosierung der Milch wie unter flüssiger Molke beschrieben. Bei Rahm/Sahne reicht ein Eierbecher voll.

Heilerde: Sie besitzt sowohl reinigende als auch nährende Eigenschaften. Man benutzt sie vor allem bei Erschöpfungszuständen, Schmerzen verschiedener Art, Stoffwechselerkrankungen, Schlafstörungen sowie zur Behandlung fettiger Haut. Für ein Vollbad genügt eine Hand voll Heilerde, für ein Fuß- oder Sitzbad ein gehäufter Esslöffel.

Honig: Altes Volksheilmittel, das unter anderem der Verschönerung der Haut dient. Honig beruhigt und hilft bei Schlaflosigkeit, Nervosität sowie bei vielen Hautproblemen. Für ein Vollbad braucht es 2 bis 3 Esslöffel, für ein Fußbad 1 Esslöffel.

Anwendung: Ätherisches Öl (6 bis 10 Tropfen pro Vollbad) mit dem Emulgator mischen, in die gefüllte Badewanne einrühren. Ein Aromabad soll 10 bis 20 Minuten dauern. Den Körper nur trocken tupfen. Vorteilhaft ist, wenn man anschließend 30 Minuten ruhen kann. Nicht mehr als 3 Bäder pro Woche nehmen.

Aroma-Massage

Jede Massagetechnik, bei der ein Massageöl verwendet wird, kann mit ausgewählten ätherischen Ölen unterstützt werden. Das mit natürlichen Duftstoffen angereicherte Öl dringt während des Massierens tief in die Haut ein. Jede liebevoll ausgeführte Massage vermittelt durch die heilsame Berührung mit den Händen sehr wohltuende Gefühle. Entspannung und Wohlbefinden können noch wesentlich intensiviert werden, wenn wir dabei die Hilfe der duftenden Essenzen in Anspruch nehmen. Eine einfache Massagetechnik kann so zu einer ganzheitlichen Behandlung werden, zu einem wunderschönen Geschenk, das auch den Massierenden (Gebenden) bereichert.

Bei einer Aroma-Massage sind folgende Punkte zu beachten:

- Die Grundregeln des Massierens sind auch bei einer Aroma-Massage zu beachten. Dazu gehört insbesondere, dass nur in ungestörter, entspannter Atmosphäre massiert werden sollte. Ruhige, leise Musik kann gegebenenfalls die Entspannung fördern.

- Damit das ätherische Öl gut aufgenommen werden kann, sollte der Körper des zu Massierenden warm sein. Ebenso wichtig ist, dass die Hände des Massierenden angenehm warm sind.

- Es wird nur mit entspannenden, wohltuenden Griffen – meist sind es Streichungen und Zirkelungen – gearbeitet. Jede Bewegung sollte langsam und rhythmisch ausgeführt werden.

- Es darf mehr Massageöl verwendet werden als bei einer klassischen Massage. Am Schluss der Behandlung sollte aber das Öl gut eingezogen sein.

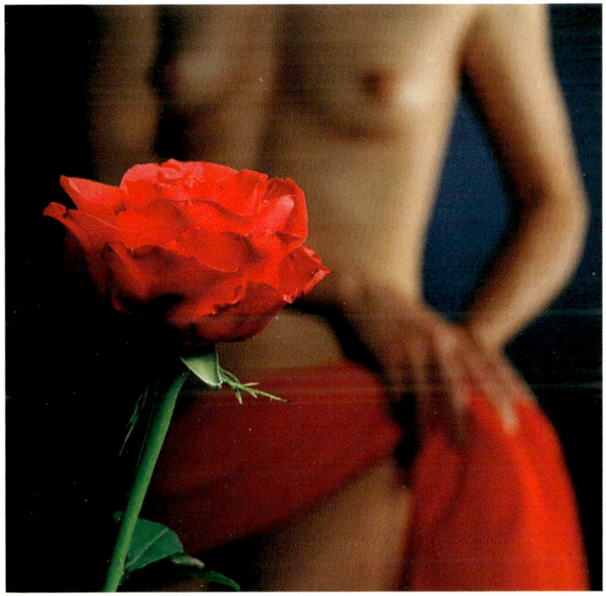

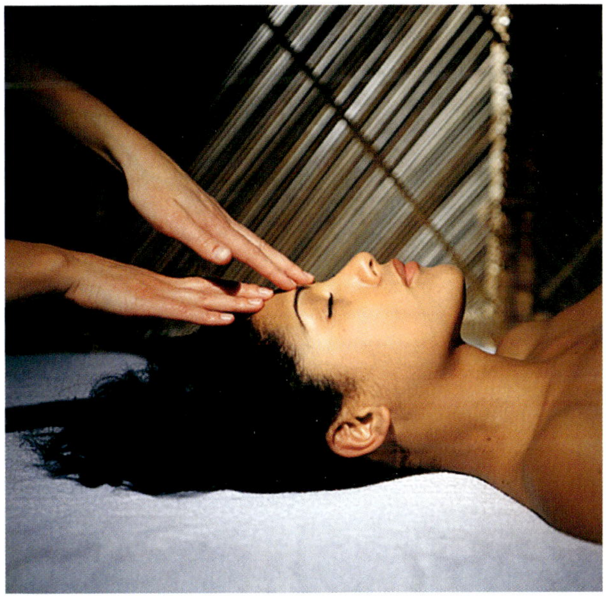

- Das ätherische Öl wird am besten an Händen, Füßen und Unterarmen, in der Gegend des Sonnengeflechts, im unteren Rückenbereich, über dem Brustbein sowie in der Zone des Schultergürtels aufgenommen.

- Es ist eine Mischung aus hautfreundlichen Essenzen zu verwenden, damit Hautreizungen nach Möglichkeit vermieden werden können. Besonders sanfte Öle sind Lavendel, Geranium, Neroli, Rose, Rosenholz (oder besser Linaloe-Holz), römische Kamille, Ylang-Ylang, Zeder und Sandelholz.

- Die Essenzen für eine Massage können nach unterschiedlichen Kriterien ausgewählt werden, wie etwa therapeutische Gesichtspunkte, Vorlieben für spezielle Düfte (Dufttest) oder intuitive Auswahl.

- Wahl eines geeigneten fetten Öls: siehe Kapitel «Dufttragende Basisöle», Seite 151.

- In einem Schälchen werden ätherisches Öl und Basisöl von Hand gemischt (Dosierung: 6 Tropfen Essenz auf 1 Esslöffel Basisöl). Wir mischen die beiden Stoffe, indem wir mit dem Finger eine Acht beschreiben. Mit guten Gedanken lenken wir dabei Heilungsenergie in das Massageöl.

- Eine gezielte, punktweise Auftragung eines unverdünnten ätherischen Öls ist möglich, sofern die Essenz keine hautreizenden Eigenschaften besitzt. Solche Punkte sind Reflexzonen am Fuß, Akupunkturpunkte, aber auch die Schläfengegend bei Kopfschmerzen.

- Eine Aromamassage sollte mindestens 20 Minuten dauern. Diese Zeit braucht der Organismus, um das ätherische Öl aufzunehmen.

Hilfreiche Kompressen

Das Auflegen von Kompressen ist eine sehr angenehme Form der Anwendung ätherischer Öle. Besonders angenehm und wirkungsvoll ist es, wenn wir das Glück haben, dass uns eine andere Person Zuwendung und Aufmerksamkeit schenkt und uns die Kompresse auflegt. Dann nämlich können wir uns ganz entspannt und gelöst den aufsteigenden Gefühlen hingeben, können uns vertrauensvoll in einen kindlichen Zustand zurückversetzen lassen. Vorher sollten wir uns aber so gut wie möglich von Stress und Zeitdruck befreien.

Als Auflage eignen sich Waschlappen, Taschen- oder Handtücher. Die Wirkung wird intensiviert, wenn die Kompresse die Lieblingsfarbe hat. Kompressen helfen bei Schmerzzuständen, Verstauchungen, Prellungen und Hautproblemen. Je nach Beschwerden wird eine heiße oder kalte Kompresse wirkungsvoller sein. Kalte Auflagen lindern vor allem bei akuten Beschwerden, zum Beispiel bei Fieber, Kopfschmerzen, Prellungen und Schwellungen. Eine heiße Auflage wird man wählen, wenn chronische «kalte» Beschwerden vorliegen, insbesondere Rheuma und Rückenschmerzen. Aber auch Magen- oder Darmkrämpfe werden heiß behandelt. Im Zweifelsfalle: Man spürt beim Auflegen einer Kompresse rasch, ob die kalte oder warme Kompresse Linderung bringt.

Für eine normale Kompresse braucht es einen halben Liter Wasser und 4 bis 5 Tropfen ätherisches Öl. Das Tuch wird ins Wasser getaucht und leicht ausgewrungen. Die aufgelegte Kompresse deckt man mit einem trockenen Tuch oder mit einer Plastikfolie ab. Kalte Kompressen nur so lange auflegen bis sie die Körpertemperatur erreicht haben.
Bei der Behandlung von Fieber mit Wadenwickeln ist die Erneuerung der Auflagen in relativ kurzer Zeit besonders wichtig, damit es nicht zu einem Hitzestau kommt.

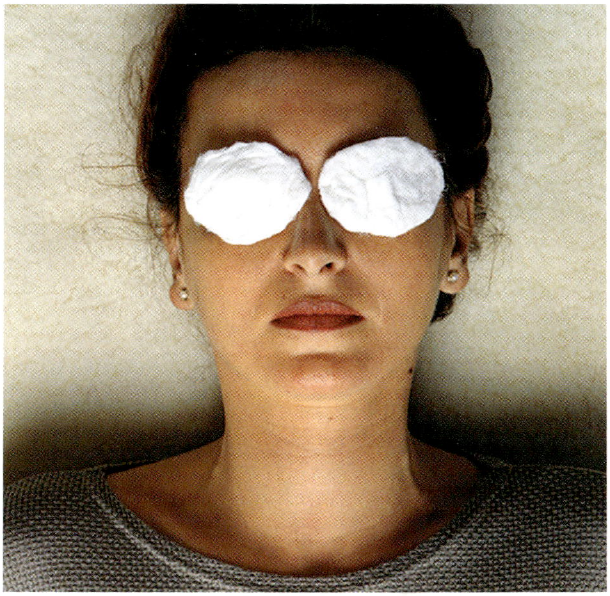

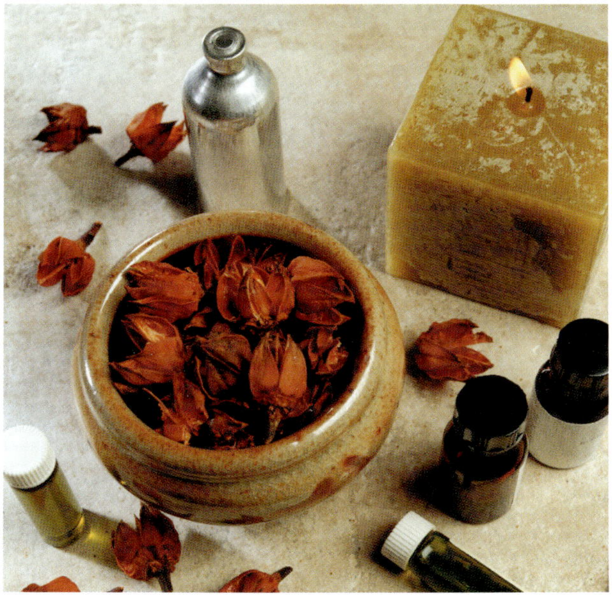

Inhalationen und Gesichtsdampfbäder

Die Inhalation ist ein altes, bewährtes Hausmittel, das gerne zur Schleimlösung der Atemwege, bei Erkältungskrankheiten, Stirn- und Kieferhöhlenentzündungen angewendet wird. Die einfachste Methode ist, ein paar Tropfen eines ätherischen Öls auf ein Taschentuch zu geben und bei Bedarf – möglichst in entspanntem Zustand – tief einzuatmen.

Normalerweise versteht man unter Inhalation das Einatmen heißer Dämpfe, die heilende Substanzen enthalten. Zu diesem Zweck gibt man auf einen Liter heißes Wasser 2 bis 3 Tropfen einer geeigneten Essenz. Man hält den Kopf über das dampfende Gefäß und hüllt sich mit einem Frottétuch ein. Mit geschlossenen Augen und in entspannter Haltung wird der Dampf 5 bis 10 Minuten tief eingeatmet. Von Vorteil ist, wenn man aufrecht sitzt, damit eine gute Bauchatmung gewährleistet ist.

Es gibt einige ätherische Öle, die für Inhalationen besonders gut geeignet sind. Dazu gehören Eukalyptus, blaue Kamille, Cajeput, Niaouli, Thymian, Teebaum, Zitrone sowie die Öle der Nadelgehölze, insbesondere die Latschenkiefer.

Asthmatiker sollten mit Dampfinhalationen außerordentlich vorsichtig sein, da ein Asthmaanfall ausgelöst werden kann.

Gesichtsdampfbäder eignen sich für kosmetische Anwendung. Sie sorgen für gute Durchblutung, reinigen den Teint und öffnen verstopfte Poren. Sie sind sehr wirkungsvoll bei unreiner Haut, Mitessern und Akne. Da die Reinigung im Vordergrund steht, kommen vor allem Wacholder, Salbei, Myrte oder Kampfer in Frage.

Das kleine Nothelfer-Set

Essenz	Anwendung
Eukalyptus	Erkältung, Fieber, Blasenentzündung
Geranium	Hautirritationen, Muskelkrämpfe, nervöse Spannungen, Verletzungen, Insektenabwehr
Lavendel	Verbrennungen, Verletzungen, Muskelkater, Schlaflosigkeit, Schmerzen, Sonnenbrand
Pfefferminze	Juckreiz, Allergien, Verdauungsschwierigkeiten, Kopf- und Muskelschmerzen, Reisekrankheit, Wetterfühligkeit, geistige Erschöpfung
Teebaum	Halsweh, Erkältung, Entzündung der Mundschleimhaut, Insektenstiche, Juckreiz, Pilz- und Viruserkrankungen
Zitrone	Infektionskrankheiten, Insektenstiche, Nasenbluten, Übelkeit, Wasserdesinfektion

Für alle Fälle: kleines Nothelfer-Set

Wenn wir als Einsteiger der Fülle ätherischer Öle gegenüber stehen, kann die Wahl zu Ratlosigkeit führen. Es gibt verschiedene Möglichkeiten, das persönliche Set zusammenzustellen. Entweder vertrauen wir unserer Nase und wählen diejenigen Öle, deren Duft uns besonders anzieht, oder die Beschwerden sind unser Wegweiser.

Die nachfolgende Zusammenstellung, die man sich auch bei einem kleinem Geldbeutel leisten kann, besteht aus 6 Ölen und ist als Basissortiment zu empfehlen. Das Set ist die Grundausrüstung für eine aus Naturheilmitteln bestehende Hausapotheke. Es sollte als Helfer in der Not immer verfügbar sein. Diese Essenzen sind hilfreich bei den meisten alltäglichen kleinen Beschwerden.

Das Set ist mit einem kleinen Vorrat an Basisölen zu ergänzen. Es braucht zudem ein paar kleinere, leere Flaschen, um seine persönlichen Mischungen herstellen zu können. Auch ein Fläschchen mit Notfalltropfen nach Dr. Bach darf im Nothelfer-Set nicht fehlen.

Vorsichtsmaßnahmen

Im Unterschied zu vielen Medikamenten haben aromatische Essenzen äußerst selten negative Begleiterscheinungen. Unerwünschte Wirkungen können personen- oder situationsabhängig sein. Wir wollen versuchen, dazu einige Empfehlungen zu geben.

- Den gleichen Duft nicht länger als 4 Wochen verwenden.

- Die im Kapitel «Dosierung» gegebenen Ratschläge sind unbedingt zu beachten. Eine zu starke Dosierung oder auch zu häufige Anwendungen können zu einer Hautirritation oder zu Schleimhautreizungen führen. Auch das Nervensystem kann überreizt werden. Hautreizungen nicht mit Wasser behandeln, sondern mit einem milden, fetten Öl beruhigen.

- Eine orale Einnahme sollte nur nach Absprache mit einem Aromatherapeuten erfolgen.

- Die Essenzen so aufbewahren, dass Kinder keinen Zugriff haben. Den Inhalt eines Fläschchens auszutrinken kann lebensgefährlich sein. Zum Glück kommt es dazu nur sehr selten. Der Geschmack der konzentrierten Öle ist so intensiv, dass ein Kind meist schon den ersten Tropfen wieder ausspuckt. Rufen Sie sofort den Hausarzt oder den Notfallarzt an.

- Während der Schwangerschaft nur die sanften Öle wie Rose, Sandelholz, Lavendel, Kamille und Rosenholz, in geringer Dosierung verwenden.

- Allergikern wird empfohlen, vor der Anwendung einer neuen Essenz zunächst einen Test zu machen. Dabei wird ein Tropfen des Öls in die Armbeuge gegeben. Wenn sich eine starke Rötung zeigt oder es zu Nesselbildung kommt, ist von diesem Öl abzuraten.

- In seltenen Fällen kann es auch vorkommen, dass ein ätherisches Öl eine Wirkung hat, welche dem Normalfall genau entgegengesetzt ist. Falls also Lavendel den Schlaf nicht fördert, sondern das Einschlafen sogar verhindert, muss auf eine abendliche Anwendung dieser Essenz verzichtet werden. Manchmal kann jedoch mit einer massiv verringerten Dosis die gewünschte Wirkung doch noch erreicht werden.

- Homöopathen warnen häufig vor der Verwendung von Kampfer, Minze und Kamille während einer homöopathischen Kur, manchmal sogar vor der ganzen Palette der ätherischen Öle. Außer bei Kampfer wurde aber in der Praxis nur selten ein unerwünschter Effekt beobachtet, wobei nicht eindeutig festgestellt werden konnte, ob dieser Effekt tatsächlich durch die Verwendung einer Essenz hervorgerufen worden war, oder ob nicht andere Faktoren eine Rolle gespielt haben. Marguerite Maury, eine Pionierin in der Aromatherapie, hat in ihrer langjährigen praktischen Arbeit festgestellt, dass viele Heilerfolge erst durch die Kombination von homöopathischen und aromatherapeutischen Präparaten möglich wurden.

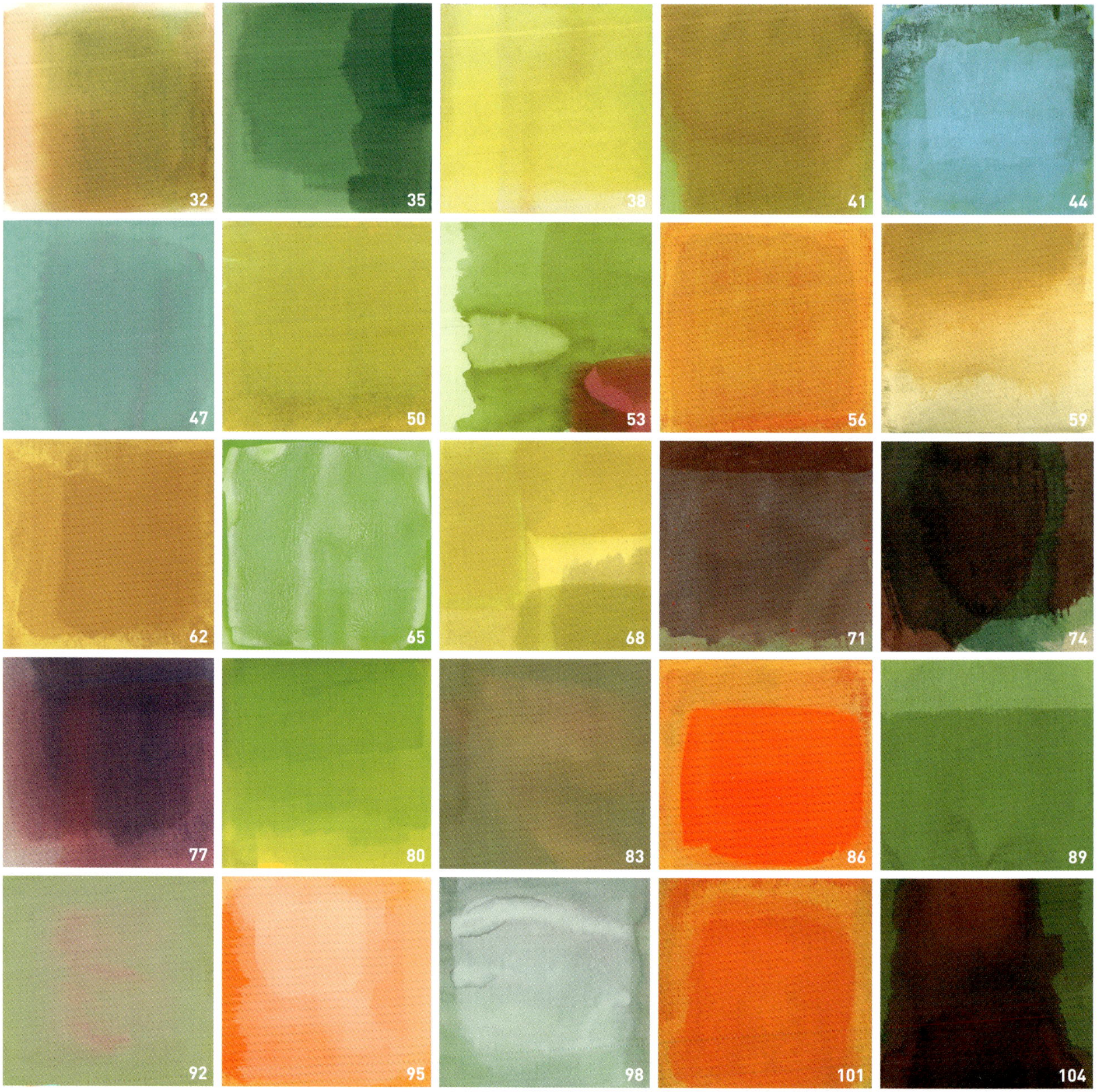
32
35
38
41
44
47
50
53
56
59
62
65
68
71
74
77
80
83
86
89
92
95
98
101
104

ätherische Öle

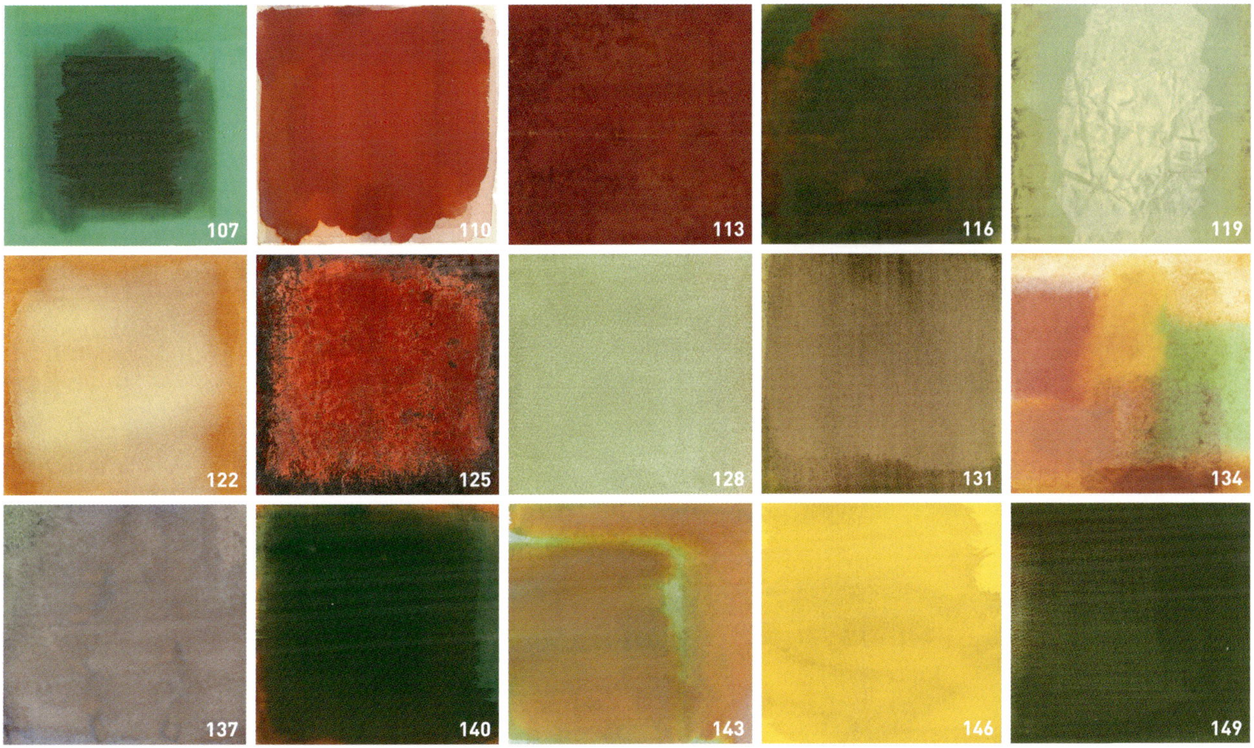

Angelika

Angelica archangelica Engelwurz, Erzengelwurz, Echte Engelwurz

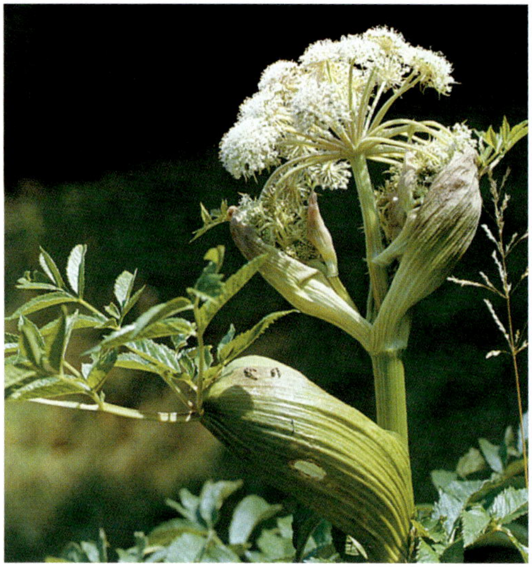

Familie
Doldenblütler

Pflanzenbeschreibung
Die echte Engelwurz ist eine stark wachsende, vor Kraft strotzende Pflanze, die häufig über zwei Meter hoch wird und sehr aromatisch duftet. Sie wächst wild an feuchten Plätzen, vorwiegend an Flüssen im Mittelgebirge.

Herkunft Mittel- und Osteuropa. Kommt heute wild fast nur noch in Nordeuropa vor. Kultiviert wird Angelika unter anderem in Polen, Belgien, Ungarn, Holland, Russland und der Schweiz.

Ätherisches Öl Die Essenz wird durch Wasserdampfdestillation aus der Wurzel gewonnen. Sie enthält 0,3 bis 0,6 % ätherisches Öl. Für 1 kg Öl braucht es 200 bis 300 kg zerkleinerte Wurzeln.

Besonderheiten Im Handel gibt es auch ein Angelikaöl, das aus den Samen der Pflanze destilliert wird. Seine Wirksamkeit ist jedoch geringer als das aus der Wurzel gewonnene Öl.

Duft erdig, aromatisch, würzig, kräftig, pfeffrig

Angelika

Anwendungsgebiete Die Angelika besitzt ein breites Wirkungsspektrum. Sie gibt Schutz, erhöht die Widerstandskraft und stärkt das Immunsystem. Insgesamt ist Angelika ein gutes Aufbaumittel für den Organismus, da sie alle Körperfunktionen anregt, den Stoffwechsel stützt und die Ich-Kraft stärkt. Sie ist das geeignete Mittel für Menschen, die durch Krankheit, nach einer Operation oder anderen Vorkommnissen geschwächt sind und ein gutes Stärkungsmittel brauchen.

Die Angelika ist ein gutes Heilmittel bei verschiedenen Störungen des Verdauungsapparates, vor allem bei allgemeiner Verdauungsschwäche. Sie unterstützt die Giftausscheidung.

Seelische Wirkung Der Duft der Angelika stärkt, steigert die Lebenskraft und gibt Schutz und Widerstandskraft, wenn man Orientierung, Mut und Selbstvertrauen verloren hat. Er hilft uns, von Angstgefühlen loszukommen und wieder den Boden unter den Füßen zu spüren.

Praktische Tipps

- **Bei Schwächezuständen/Rekonvaleszenz:** 2 Tropfen Essenz auf ein Vollbad geben. 4 Tropfen Orange bei körperlicher oder 3 Tropfen Neroli bei seelischer Schwäche hinzufügen. Als Emulgator eignet sich Heilerde.
- **Mangelndes Selbstvertrauen:** Aus 5 ml Jojobaöl lässt sich zusammen mit 3 Tropfen Angelika und 3 Tropfen Jasmin ein Parfüm herstellen. Innenseite der Handgelenke damit einreiben.

Vorsicht

Eine Überdosierung mit Angelika kann gesundheitlichen Schaden verursachen. Angelika macht lichtempfindlich und kann, wenn man sich nach der Anwendung dem direkten Sonnenlicht aussetzt, zu Hautreizungen führen.

Basilikum

Ocimum basilicum Basilienkraut, Pfefferkraut

Familie
Lippenblütler

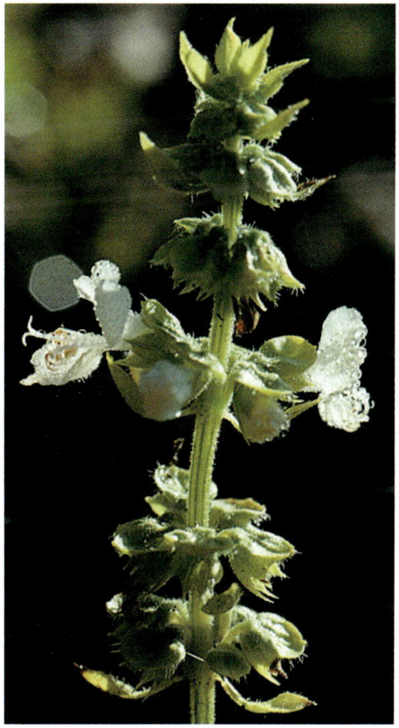

Herkunft Die Pflanze stammt vermutlich aus Indien, ist aber heute im ganzen Mittelmeerraum verbreitet. Gewonnen wird das Öl vorwiegend in Osteuropa, auf Madagaskar und den Komoren.

Ätherisches Öl Das ätherische Öl wird durch Wasserdampfdestillation aus dem blühenden Kraut gewonnen. Die Ausbeute beträgt nur 0,1 bis 0,4 %. Es braucht also 250 bis 1000 kg Pflanzen, um 1 kg ätherisches Öl zu gewinnen.

Besonderheiten «Basilikos» (griech.) heißt königlich – Basilikum ist das königliche, gottgeweihte Gewürz mit außergewöhnlicher Heilkraft, das in Indien als heilige Pflanze verehrt wird.

Duft Angenehm würzig, durchdringend, süß, pfeffrig, aromatisch.

Pflanzenbeschreibung
Das Basilikum ist eine einjährige, in wärmeren Gebieten mehrjährige krautige Pflanze von 20 bis 50 cm Höhe. Sie ist sehr wärmebedürftig und saugt die Sonne buchstäblich auf.

Anwendungsgebiete Basilikum ist ein ausgesprochenes Energieöl, es löst Verkrampfungen und verbessert den Fluss der Meridiane. Es ist in der Lage, Energieblockaden zu lösen, uns mit neuer Lebensenergie aufzuladen und resistent zu machen gegen körperliche und seelische Belastungen. Andererseits beruhigt es sehr stark die Nerven und ist daher angezeigt bei geistiger Erschöpfung, Stress, Nervenflattern, Migräne und nervösen Schlafstörungen. Mit ihrem ausgeprägten Bezug zum Kopfbereich fördert die Pflanze das klare Denken. Die Essenz hilft bei hartnäckigem Schnupfen und reinigt die Nase, wenn der Geruchssinn durch Dauerschnupfen, Nikotin- oder Cannabismissbrauch verloren gegangen ist.

Seelische Wirkung Der Duft hebt die Stimmung und muntert uns auf. Wenn uns Angst lähmt, wenn wir traurig, melancholisch oder gar depressiv sind, so gibt er uns Kraft und Lebensfreude. Die Essenz ist angezeigt, wenn man sich überlastet fühlt und einem alles über den Kopf zu wachsen droht und man sich zu nichts mehr entschließen kann. Basilikum kann uns auf dem Weg zu Stabilität, Entscheidungsfähigkeit und Ganzwerdung begleiten.

Praktische Tipps

- **Mangel an Energie infolge Energieblockaden:** Energieöl aus 1 Esslöffel Sesamöl und 4 Tropfen Basilikum. Mit diesem Öl wird der Rücken einmassiert (Streichungen von oben nach unten).
- **Erschöpfung:** Nach einem anstrengenden Tag ist ein Bad mit 6 Tropfen Basilikum und 3 Tropfen Wacholder eine wahre Energiequelle.
- **Entschlusslosigkeit:** Je 1 Tropfen Basilikum und Zypresse auf ein Taschentuch geben und den Duft am Morgen für ein paar Minuten intensiv einatmen.
- **Schwindender Geruchssinn:** Inhalationen und Atemübungen mit Basilikum.
- **Haarspülung:** Auf ½ l Schwarztee (bei dunklem Haar) oder Kamillentee (bei hellem Haar) 1 Esslöffel Essig, 2 Tropfen Basilikum und 3 Tropfen Zedernholz geben.
- **Rasieröl:** 30 ml Basisöl mit 8 Tropfen Sandelholz, 3 Tropfen Teebaum und 3 Tropfen Basilikum mischen.

Bergamotte

Citrus aurantium ssp. bergamia

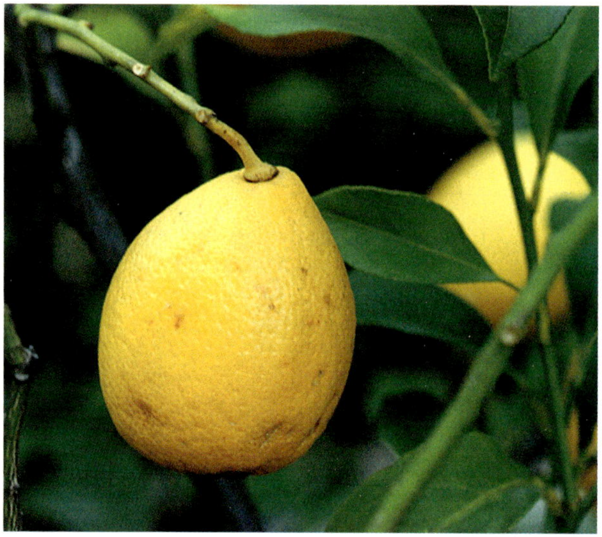

Familie
Rautengewächs

Pflanzenbeschreibung
Die Bergamotte wird nur etwa 5 m hoch. Der Baum ist eine Unterart des Orangenbaums, dem er sehr ähnlich sieht. Die ungenießbaren Früchte sind zunächst von grüner, in reifem Zustand von goldgelber Farbe.

Herkunft Die Heimat der Bergamotte ist Westindien. Heute wird sie in fast allen subtropischen Gebieten angebaut. Das Öl stammt vorwiegend aus Italien, Asien, Guinea und von der Elfenbeinküste.

Ätherisches Öl Das ätherische Öl wird durch Kaltpressung aus den Fruchtschalen gewonnen. Für 1 kg Essenz braucht man etwa 200 kg Schalen.

Besonderheiten Die meisten im Handel erhältlichen Bergamottessenzen sind verfälscht. Die beste Qualität stammt aus dem italienischen Reggio in Kalabrien.

Duft klar, frisch, lebhaft, fruchtig, heiter

Bergamotte

Anwendungsgebiete Bergamotte besitzt die Fähigkeit, uns für die Lichtkräfte zu öffnen und Pigmente zu bilden. Sie beruhigt zusammen mit Lavendelöl die Haut bei Sonnenbrand.

Seelische Wirkung Die Bergamotte hellt die Stimmung auf und wirkt antidepressiv, sie hilft bei Angst und mangelndem Selbstvertrauen. Wenn wir das Gefühl haben, geistig unbeweglich zu sein, Angst vor Neuem haben oder uns Außeninformationen verschließen, hilft die Essenz, dass wir uns der Welt öffnen und uns von einengenden Gewohnheiten und Abhängigkeiten befreien. Sie sorgt für seelische Balance und öffnet unser Herz und unsere Sinne.

Praktische Tipps

- **Depression:** Je 3 Tropfen Bergamotte, Ylang-Ylang und Muskatellersalbei in ein Vollbad geben. Diese Mischung eignet sich auch als Raumduft oder für Inhalationen.
- **Raucherentwöhnung:** Auf 30 ml Trägeröl 6 Tropfen Bergamotte und 10 Tropfen Zirbelkiefer geben. Einreibungen auf der Brust unterstützen die innere Reinigung und helfen bei der Bewältigung des Suchtverhaltens. Als Raumduft ist auch die Myrte geeignet.
- **Fieber:** ½ l kaltem Wasser je 2 Tropfen Bergamotte und Eukalyptus sowie einen Schuss Essig beigeben. Ein Baumwoll- oder Leinentuch eintauchen und leicht auswringen, um die Waden wickeln. Mit einem zweiten trockenen Tuch einhüllen. Nach etwa 10 Minuten muss der Wadenwickel erneuert werden, damit es nicht zu einem Hitzestau kommt.

Vorsicht
Nach einer Anwendung mit Bergamotte mindestens 4 Stunden vor starker Sonneneinstrahlung schützen (Hautschäden).

Bohnenkraut

Satureja montana Bergbohnenkraut, Winterbohnenkraut

Familie
Lippenblütler

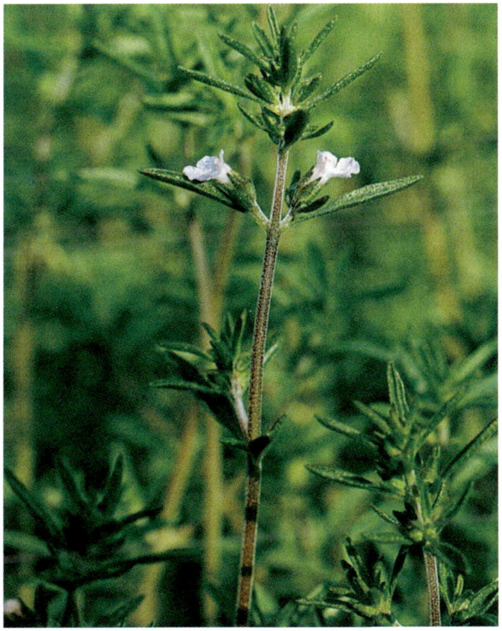

Herkunft Das Bohnenkraut ist im östlichen Mittelmeerraum beheimatet.

Ätherisches Öl Die Essenz wird durch Wasserdampfdestillation aus dem Kraut gewonnen. Der Ertrag schwankt zwischen 0,3 und 1 %.

Besonderheiten Das Bergbohnenkraut wird in der Aromatherapie dem Gartenbohnenkraut vorgezogen – die Wirkungsspektren der beiden Öle sind sehr verschieden. Der Name Satureja kommt von Satyr, dem bocksgestaltigen Waldgeist der griechischen Sage.

Duft frisch, würzig, stechend

Pflanzenbeschreibung
Satureja hortensis, das einjährige Bohnenkraut, gedeiht in jedem Hausgarten. Anders das mehrjährige Bergbohnenkraut, das kalte Winter bevorzugt und gern in höheren, felsigen Lagen bis 1200 m ü. M. wächst.

Bohnenkraut

Anwendungsgebiete Das Bohnenkraut hat eine starke bakterien- und pilzbekämpfende Kraft und ist diesbezüglich den allermeisten aromatischen Essenzen weit überlegen. Es reguliert und reinigt den Magen- und Darmbereich bei Verdauungsstörungen und Verkrampfungen, so z. B. bei Blähungen, Durchfall und Darminfektionen. Es sorgt für eine bessere Durchblutung der Beckenorgane und baut Widerstandskräfte auf. Gemäß neueren Untersuchungen ist die Essenz dank schmerzstillender Eigenschaften auch wirksam bei Rheuma und Arthritis. Bekannt ist auch die gute Wirkung bei geistiger Erschöpfung und bei sexuellen Schwächezuständen, insbesondere während des männlichen Klimakteriums.

Seelische Wirkung Der Duft gibt Kraft und Zuversicht bei Energielosigkeit, Antriebsschwäche, Prüfungsangst und in scheinbar ausweglosen Situationen. Er hilft uns, uns besser abzugrenzen und dadurch die eigene Persönlichkeit zu stärken.

Praktische Tipps

- **Insektenstiche:** 1 Tropfen reine Essenz auf den Einstich träufeln, um Schmerzen und Schwellungen zu verhindern. Man kann anstelle von Bohnenkraut auch Zitrone oder Teebaum verwenden. Etwas sanfter ist eine kleine Kompresse. Ein Taschentuch in kaltem Wasser tränken, auswringen und die Essenz darauf geben.
- **Sexuelle Schwäche:** Auf 1 Esslöffel Basisöl 4 Tropfen Bohnenkraut geben. Füße, insbesondere Fersen, und die ganze Beckenregion einreiben. Zur Abwechslung Bohnenkraut durch 1 Tropfen Jasmin ersetzen.

Vorsicht

Bergbohnenkraut immer nur in feinen Dosierungen anwenden.

Cajeput

Melaleuca leucadendron Kajeput

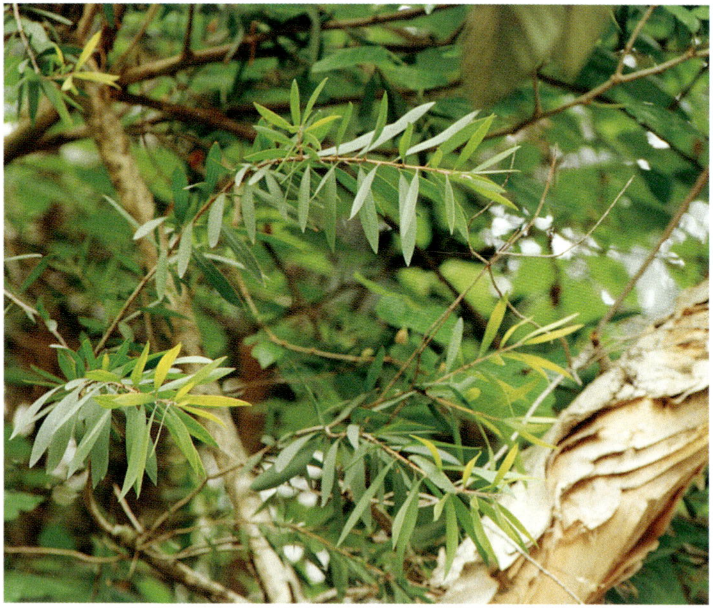

Familie
Myrtengewächs

Pflanzenbeschreibung
Der immergrüne Cajeputbaum gehört zu den zähesten und ausdauerndsten Bäumen auf unserem Planeten. Seine Blätter riechen sehr intensiv.

Herkunft Indonesien, Indien, Malaysia, Australien

Ätherisches Öl Aus Blättern, Knospen und jungen Zweigspitzen wird die Essenz durch Wasserdampfdestillation gewonnen. Für 1 kg Öl braucht es etwa 100 kg Pflanzenmaterial.

Duft frisch, scharf, rosmarin- und kampferähnlich

Cajeput

Anwendungsgebiete Cajeput wirkt schmerzstillend und zudem stark desinfizierend und wird vorwiegend – ähnlich wie die anderen Melaleuca-Arten – bei Infektionen der oberen Luftwege eingesetzt. Hier entfaltet das Öl seine beste Wirkung bei chronischen Beschwerden, speziell, wenn die Atemwege verkrampft, zusammengezogen und unbeweglich sind. Wie Niaouli ist es für die Behandlung von chronischen Entzündungen der Nebenhöhlen bestens geeignet. Einreibungen mit dem verdünnten Öl helfen bei Blasen- und Harnleiterentzündung und anderen Infektionen der Harnwege.

Seelische Wirkung Das Öl verhilft ängstlichen Menschen, die sich nicht wagen, den ihnen zustehenden Raum einzunehmen, zu Tatkraft und Entscheidungsfähigkeit.

Praktische Tipps

- **Nervenschmerzen:** Auf ½ l kaltes Wasser 4 Tropfen Cajeput und 2 Tropfen Pfefferminze geben. Darin eine Kompresse tränken und diese auf die betroffene Stelle auflegen.
- **Ohrenschmerzen:** 1 Tropfen Cajeput auf einen mit Johannisöl getränkten Wattebausch geben und diesen ins Ohr einführen. Zusätzlich kann man 1 Tropfen äußerlich rund ums Ohr verteilen.
- **Zahnschmerzen:** 1 Tropfen Cajeput auf ein Ohrenstäbchen träufeln und damit den betroffenen Zahn einreiben. Bei Bedarf halbstündlich wiederholen.
- **Prüfungsangst:** Bohnenkraut mit Cajeput zu gleichen Teilen mischen und tief einatmen.

Eukalyptus

Eucalyptus globulus Eucalyptus, Fieberbaum, blauer Gummibaum

Familie
Myrtengewächs

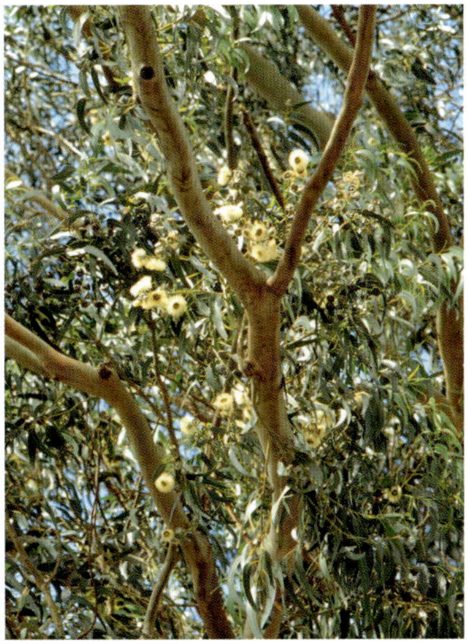

Pflanzenbeschreibung
Der Baum ist schnellwüchsig, entwickelt aber trotzdem ein sehr hartes und gegen Fäulnis widerstandsfähiges Holz. Eucalyptus hat einen großen Wasserbedarf und wird deshalb in vielen Ländern des Mittelmeerraumes zwecks Entwässerung von Sümpfen angepflanzt.

Herkunft Die Heimat des Eukalyptusbaums ist Tasmanien und das südliche Australien. Heute wird er nicht selten im Mittelmeergebiet, besonders in Spanien und Portugal, kultiviert.

Ätherisches Öl Blätter und Zweigspitzen enthalten 1 bis 2 % ätherisches Öl, das durch Wasserdampfdestillation gewonnen wird.

Besonderheiten Es gibt etwa 800 verschiedene Eukalyptusarten, doch nur 15 werden in der Aromatherapie verwendet. Dazu gehört auch eine Eukalyptusart mit interessantem Zitronenduft (Eucalyptus citriodora), geeignet zur Raucherentwöhnung.

Duft starker, kampferartiger Duft von belebender Frische

Anwendungsgebiete Eukalyptusöl besitzt eine kühlende Wirkung, senkt Fieber, stillt Schmerzen, löst festsitzenden Schleim und gehört zu den Ölen mit der stärksten keimtötenden Wirkung. Aufgrund dieser Eigenschaften hat es sich zur Behandlung von Grippe, Bronchitis, Katarrh und anderen Infektionen der Atemwege allgemein durchgesetzt. Auch bei Beschwerden wie Asthma oder Heuschnupfen ist das Öl hilfreich.

Durch den engen Bezug zu erhöhten Körpertemperaturen findet das Eukalyptusöl in erster Linie bei hitzigen, entzündlichen Erkrankungen Verwendung. Immer, wenn das Fieber abgeklungen ist oder wenn die Entzündung vor allem in den Stirn- und Nebenhöhlen sitzt, empfiehlt sich Niaouli oder Cajeput. Das Öl vermehrt die Zahl der roten Blutkörperchen und aktiviert die Hautatmung. Es ist angezeigt für Ganzkörpermassagen, wenn Durchblutung und Motorik verbessert werden sollen.

Seelische Wirkung Aufgrund konzentrationsfördernder und anregender Eigenschaften kann die Essenz helfen, Lustlosigkeit und Müdigkeit bei geistiger Tätigkeit zu überwinden. Der Duft reinigt Räume von negativen Energien und wirkt ausgleichend.

Praktische Tipps

- **Erkältungskrankheiten:** Einige Tropfen Eukalyptus und Niaouli in die Aromalampe geben. Der Duft vertreibt bis zu 90 % der Krankheitskeime und hat damit eine stark vorbeugende Wirkung in Grippezeiten. Bei den ersten Anzeichen einer Erkältung ein heißes Vollbad mit 10 Tropfen Eukalyptus und 1 Schuss Obstessig nehmen.

Vorsicht

Zu hohe Dosierungen können giftig sein. Es kann vereinzelt zu Allergien, Übelkeit oder ähnlichen Beschwerden kommen.

Fenchel

Foeniculum vulgare var. dulce Gewürzfenchel, Süßfenchel

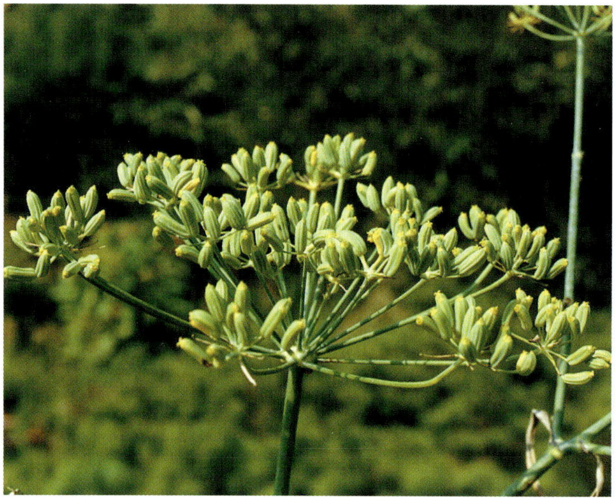

Familie
Doldenblütler

Pflanzenbeschreibung
Der Fenchel ist eine ein- oder mehrjährige blaugrüne Pflanze von elegantem Wuchs. Die Blätter sind sehr fein gefiedert. Die Pflanze hat goldgelbe Blütendolden und ähnelt dem Kümmel.

Herkunft Die Pflanze ist im Mittelmeerraum heimisch. Sie wird angebaut und wächst auch wild in vielen Teilen Europas, in Russland, Indien und China, in Südafrika, Nord- und Südamerika.

Ätherisches Öl Das ätherische Öl wird durch Wasserdampfdestillation aus den zerquetschten Früchten gewonnen. Die Ausbeute schwankt zwischen 2 und 6 %.

Besonderheiten Das ätherische Fenchelöl ist in Hustensäften und im Fenchelhonig enthalten. Für die Aromatherapie sollte man nur das süße Fenchelöl verwenden; das normale, bittere Öl hat giftige Eigenschaften.

Duft schöner, warmer, typischer Fenchelduft

Fenchel

Anwendungsgebiete Fenchel wird in der Medizin häufig verwendet. Kindern wird er zur Beruhigung bei Blähungen und als auswurfförderndes, schleimlösendes Hustenmittel verabreicht. Das ätherische Öl wirkt auf den gesamten Verdauungsapparat, in erster Linie aber auf Magen und Dickdarm. Besonders bewährt hat es sich bei krampfartigen Verdauungsbeschwerden, die sich durch Bauchmassagen mit verdünntem Fenchelöl lindern lassen. Das Öl vermag eine unregelmäßige, zu schwache oder ausbleibende Menstruation zu regulieren, da es dank östrogenartiger Wirkstoffe auf den Hormonhaushalt Einfluss nehmen kann. Aus dem gleichen Grunde ist es auch wirksam beim prämenstruellen Syndrom sowie bei Wechseljahrbeschwerden. Fenchel hemmt den Appetit, hilft das Gewicht zu reduzieren, schwemmt aus und entgiftet. Es ist empfehlenswert bei Fettleibigkeit, unreiner Haut, Cellulite, Wasseransammlungen im Körper und zur Ausleitung von Gift- und Schlackenstoffen. Im kosmetischen Bereich wird das Fenchelöl geschätzt, weil es die Haut mehr Feuchtigkeit aufnehmen lässt und Falten glättet. Es dient auch zur Straffung und Vergrößerung der Brust.

Seelische Wirkung Der Fenchelduft beruhigt und entspannt bei Unausgeglichenheit, Nervosität und Stress. Er sorgt für innere Harmonie und hilft, die seelische Kraft wiederzufinden. Wenn wir uns einsam fühlen, spendet der warme Duft Trost und gibt ein Gefühl von Geborgenheit.

Praktische Tipps

- **Zu wenig Muttermilch:** Je 2 Tropfen Fenchel und Geranium mit 1 Esslöffel Jojobaöl mischen. Hals, Brust und Achselbereich damit einreiben. Dies fördert die Milchbildung und verbessert die Milchqualität.
- **Blähungen/krampfartige Verdauungsbeschwerden:** Mit einer Mischung aus je 2 Tropfen Fenchel und Anis sowie 1 Tropfen Majoran auf 1 Esslöffel Basisöl den Bauch im Uhrzeigersinn massieren.
- **Hormonstörungen:** 3 Tropfen Fenchel, je 6 Tropfen Zypresse und Muskatellersalbei auf 30 ml Basisöl. Kreuz- und Brustbein damit täglich einreiben.

Vorsicht

Fenchel enthält eine Substanz, die in hoher Dosierung Krämpfe, Übelkeit und epileptische Anfälle auslösen kann. Für Kleinkinder empfiehlt sich deshalb, den unproblematischen Fencheltee zu verwenden. Äußerlich kann das Öl bei besonders empfindlichen Menschen zu Hautreizungen führen. Für Bäder max. 3 Tropfen Fenchel verwenden.

Geranium

Pelargonium graveolens u.a Duftgeranie, Duftpelargonie

Familie
Storchenschnabelgewächs

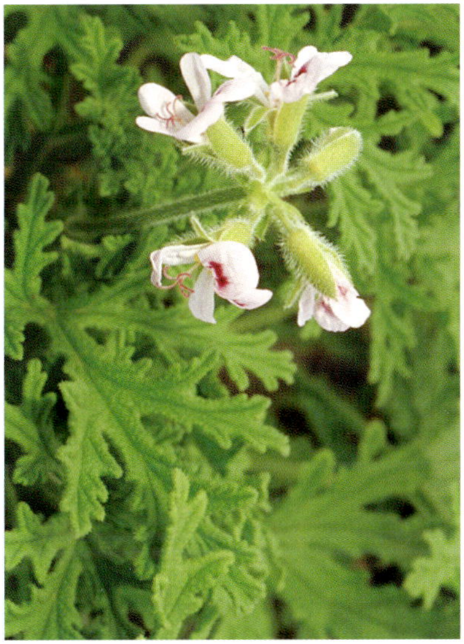

Pflanzenbeschreibung
Die mehrjährige Pflanze wird bis zu 1 m hoch. Grüne Teile duften intensiv aromatisch.

Herkunft Die Pflanze war ursprünglich in Südafrika beheimatet. Anbau heute vorwiegend in Südeuropa, China und auf der Insel La Réunion.

Ätherischer Ölgehalt Die Pflanze enthält 0,1 bis 0,2 % ätherisches Öl, das durch Wasserdampfdestillation aus dem blühenden Kraut gewonnen wird.

Besonderheiten Von den rund 700 verschiedenen Geranienarten werden deren 7 zur Herstellung ätherischer Öle verwendet. Die beliebte Balkongeranie gehört nicht dazu. Den exquisitesten Duft liefert die Bourbon-Geranie von der Insel La Réunion.

Duft voller, rosiger Blumenduft mit fruchtigen Untertönen

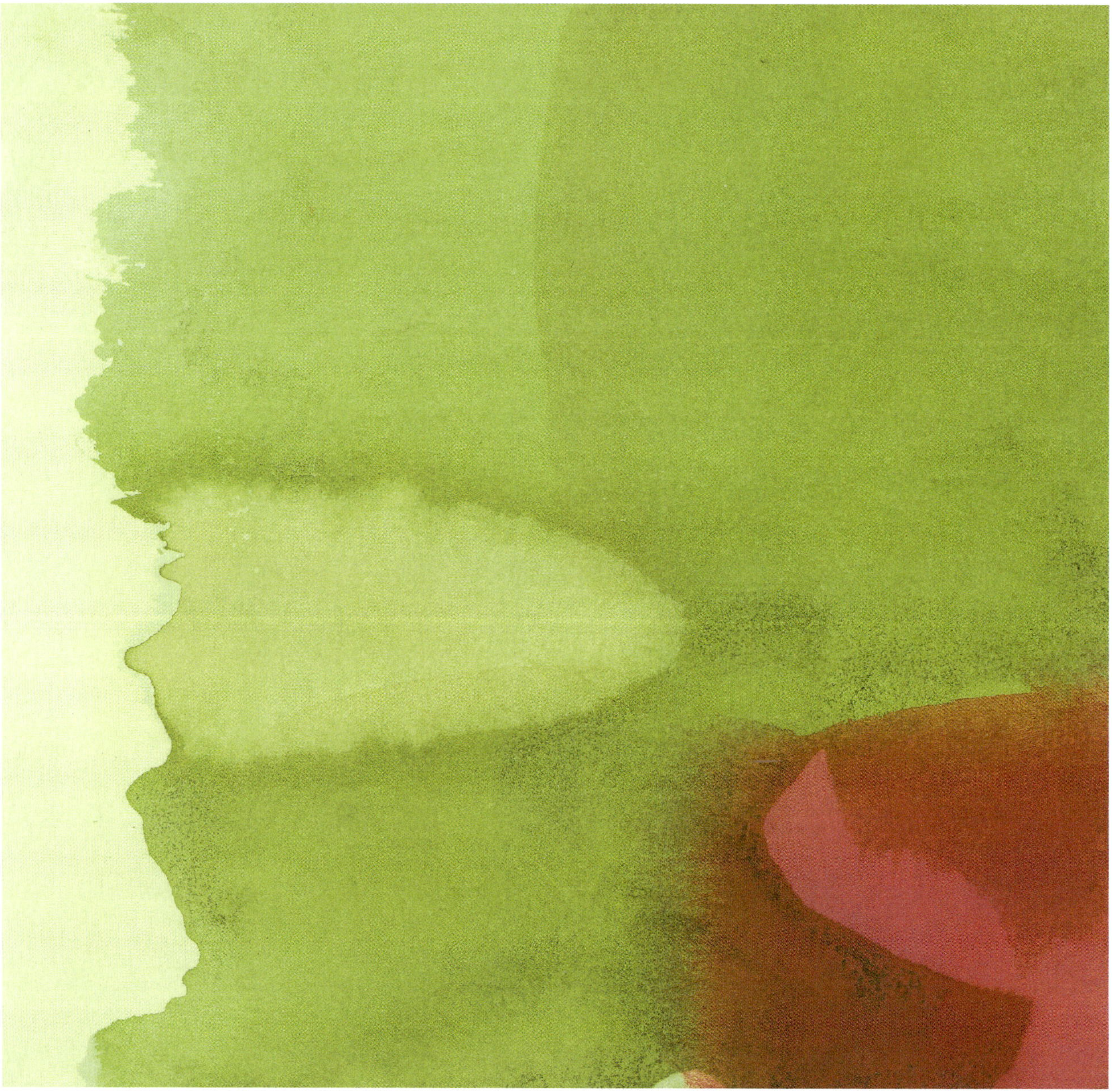

Anwendungsgebiete Geranium ist hautpflegend und wundheilend. Es ist beliebt für die allgemeine Hautpflege, insbesondere bei entzündeter und gereizter Haut. Bei Wunden, Verletzungen, Verbrennungen und Hautkrankheiten unterstützt es die Regeneration der Zellen. Wenn Narben zu Störfeldern geworden sind und den energetischen Fluss der Meridiane blockieren, kann Geranium beruhigen und die Energie wieder zum Fließen bringen. Bei gestörtem Lymphabfluss helfen Lymphausstreichungen mit einem Massageöl aus Geranium, Grapefruit und Immortelle.

Seelische Wirkung Geranium symbolisiert das rezeptive, aufnehmende Gefühlselement, also in erster Linie den weiblichen Teil unserer Psyche, das «seelische Wasser» des Unbewussten. Es ist besonders wertvoll, wenn ein Problem nicht verarbeitet, nicht «verdaut» werden kann und sich daraus ein eigentlicher Gefühlsstau entwickelt hat. Dabei handelt es sich vorwiegend um partnerschaftliche und zwischenmenschliche Probleme, wobei es häufig nur kleine, aber immer wiederkehrende Verletzungen sind, die uns das Gefühl geben, nicht verstanden zu werden und die einen seelischen Schmerz auslösen. Der Duft kann helfen, feindselige Stimmungen aufzulösen und positive Gefühle wieder zuzulassen.

Praktische Tipps

- **Wenn Besuch kommt:** Einige Tropfen Geranium und Grapefruit in die Duftlampe geben. Dies fördert die Kommunikation und ein harmonisches Miteinander.
- **Hautpflege:** Gesichtskompressen mit 3 Tropfen Geranium auf ½ Liter heißes Wasser.
- **Narbenbehandlung:** Bei energetisch gestörten, schmerzhaften Narben helfen je 4 Tropfen Geranium, Dill und Basilikum sowie 3 Tropfen Immortelle auf 30 ml Basisöl, das je zur Hälfte aus Rizinus- und Jojobaöl besteht.

Grapefruit

Citrus decumana, Citrus paradisi

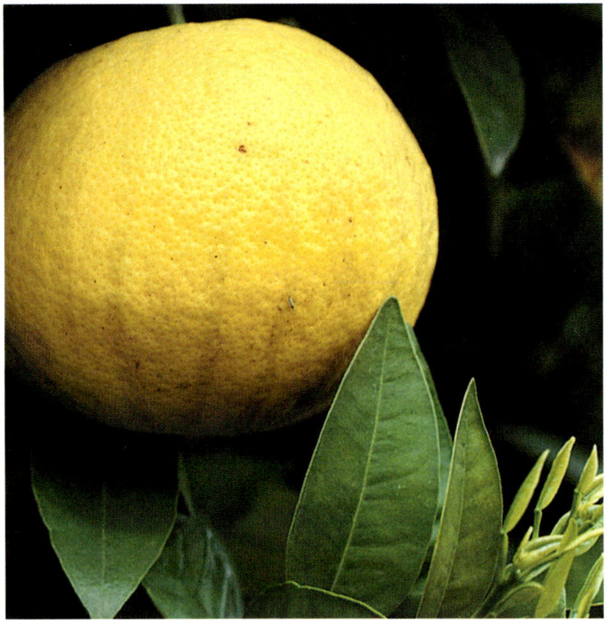

Familie
Rautengewächs

Pflanzenbeschreibung
Die Grapefruit gedeiht an einem kleinen, immergrünen Baum mit relativ großen, geflügelten Blättern. Die großen Früchte wachsen in Trauben.

Herkunft USA, Israel, Philippinen, Mittelmeerländer

Ätherisches Öl Das ätherische Öl wird durch Kaltpressung aus den Fruchtschalen gewonnen. Der Ertrag liegt bei etwa 1 %.

Besonderheiten Die Grapefruit wird häufig verwechselt mit der Pampelmuse (Citrus maxima).

Duft sehr heller, frischer, fruchtiger, lebhafter Duft

Grapefruit

Anwendungsgebiete Die Grapefruit wirkt hautstraffend, durchblutungsfördernd und ausschwemmend. Das Öl lässt sich für Massagen oder Vollbäder bei schlaffer Haut einsetzen, ebenso bei Cellulite und Fettsucht. Es stimuliert das Zellwachstum, reguliert den Flüssigkeitshaushalt, wirkt auf das Lymphsystem anregend und beseitigt Wasseransammlungen. Es normalisiert einen niedrigen Blutdruck und hilft bei Erschöpfung aus Apathie und bei bleierner Müdigkeit.

Seelische Wirkung Die frische Leichtigkeit des Dufts ist besonders für Menschen wertvoll, die schicksalsergeben in lähmender Gleichgültigkeit vor sich hinleben, denen der Antrieb fehlt und alles sinnlos erscheint. Hier vermag der Duft das Gefühl der Schwere zu nehmen, so dass sich wieder Lebensfreude und Heiterkeit einstellen können.

Der frische Duft wird von Kindern sehr geliebt. Er ist gerade in der Pubertät eine große Hilfe, wenn Gefühle von Leere und Resignation Selbstmordgedanken aufkommen lassen.

Praktische Tipps

- **Fettsucht oder Ödeme (Gewebewassersucht):** Je 3 Tropfen Grapefruit, Fenchel und Wacholder auf ein Vollbad geben. Schwemmt Wasser aus und entschlackt.
- **Zur Unterstützung der Lymphdrainage:** Zweimal wöchentlich ein nicht zu heißes Vollbad mit 3 Tropfen Immortelle und 5 Tropfen Grapefruit nehmen.
- **Cellulite:** 90 ml Ringelblumenöl, 10 ml Ginkgo-Tinktur, 15 Tropfen Grapefruit, 14 Tropfen Zypresse, 12 Tropfen Wacholder, je 10 Tropfen Fenchel und Rosmarin mischen. Die betroffenen Stellen jeden Morgen kräftig und ausgiebig einmassieren.
- **Antriebsschwäche/Niedergeschlagenheit:** Wenig Johannisöl mit 2 Tropfen Grapefruit auf die Handinnenfläche geben. Mit einem Finger mischen. Einen Teil davon in der Gegend des Sonnengeflechtes im Uhrzeigersinn einreiben. Rest auf beide Handflächen verteilen und Handgelenke und Halspartie inklusive Ohrläppchen einstreichen.

Immortelle

Helichrysum italicum, H. angustifolium
Strohblume, italienische Strohblume, Helichryse

Familie
Korbblütler

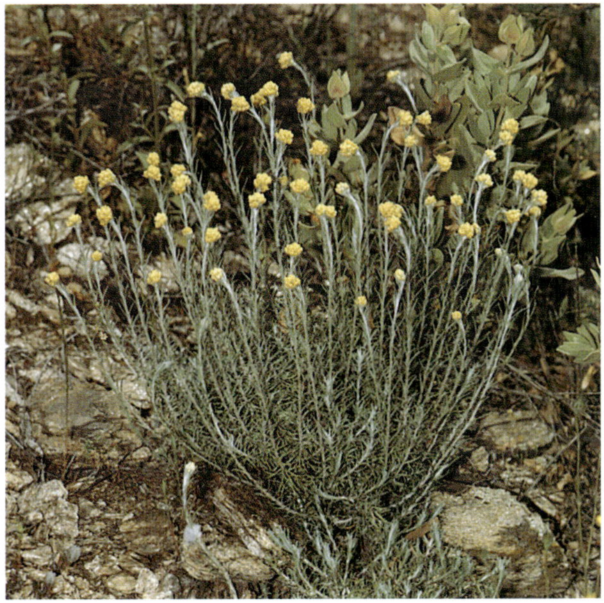

Herkunft Mittelmeerraum, ehemaliges Jugoslawien, Ungarn, Frankreich

Ätherisches Öl Die Essenz wird durch Wasserdampfdestillation aus dem blühenden Kraut gewonnen. Die Ausbeute beträgt nur 0,1 bis 0,3 %.

Besonderheiten Der aus dem Lateinischen stammende Name Immortelle steht für «die Unsterbliche». Helichrysum kann man mit «Sonnengold» übersetzen. Die Pflanze liefert ein sehr wertvolles Öl.

Duft honigartig, süß, fruchtig, warm

Pflanzenbeschreibung
Die Immortelle ist eine immergrüne Pflanze, die auf kargem und sehr trockenem Boden wächst. Sie hat goldgelbe Blütenköpfe, die auch getrocknet ihre Form und Farbe behalten.

Anwendungsgebiete Immortelle reinigt das Blut und regt den Lymphfluss und damit die Ausscheidung von Giften stark an. Sie wirkt entzündungshemmend und wundheilend, aktiviert die arterielle Blutzirkulation und hilft bei verschiedenen allergischen und chronischen Hautkrankheiten. Selbst bei schwierig zu behandelnden Beschwerden wie Neurodermitis und Schuppenflechte lassen sich bisweilen gute Erfolge erzielen. Im Rahmen einer kosmetischen Behandlung wird sie gerne zur Reinigung bei Akne und unreiner Haut verwendet. Ausgezeichnet wirkt sie bei Blutergüssen.

Seelische Wirkung Wenn man häufig verunsichert ist und dem eigenen «Ich» ablehnend gegenübersteht, kann der warme Duft der Immortelle helfen, auf den Boden der Realität zurückzukehren, sich und sein Schicksal anzunehmen. Er hilft uns auch, die Existenz der materiellen Welt zu akzeptieren, Vertrauen zu finden, Gefühlskälte zu überwinden und innere Wärme zu erlangen.

Das psychisch sehr aktive Öl führt uns in tiefste Schichten unserer Seele und regt das Träumen stark an. Immortelle hilft, nach innen zu schauen und den Blick für das Jenseitige zu öffnen. Das Öl hat viel mit Tod und Veränderung zu tun: wenn sich äußere Gegebenheiten ändern, kann es innere Wandlungen fördern oder in Gang setzen.

Praktische Tipps

- **Hauterkrankungen:** Für ein Hautöl 4 Tropfen Immortelle, 6 Tropfen Patchouli und 8 Tropfen Lavendel mit 50 ml Ringelblumenöl mischen. Auf betroffene Stellen auftragen.
- **Bluterguss:** Als Sofortmaßnahme 2 Tropfen Zitrone auf ein nasses Taschentuch geben und auflegen. Dann 1 Esslöffel Basisöl mit 4 Tropfen Lavendel und je 2 Tropfen Geranium und Immortelle mischen, mit leichten, pumpenden Bewegungen herzwärts einmassieren.

Vorsicht
Die Essenz immer nur in kleinsten Mengen verwenden, da sie eine starke Wirksamkeit hat.

Ingwer

Zingiber officinale

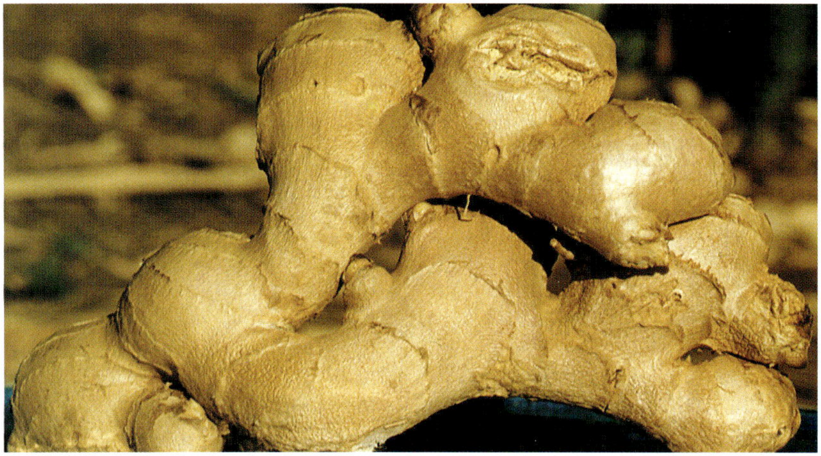

Familie
Ingwergewächs

Pflanzenbeschreibung
Der Ingwer ist eine schilfartige Pflanze mit steifen, aufrechten Stängeln von ca. 1 m Höhe. Der ähnlich einem Geweih verzweigte Wurzelstock ist eigentlich ein unterirdischer Spross.

Herkunft Die Heimat der wärmeliebenden Ingwerwurzel ist Südwestasien. Heute wird die Pflanze in vielen tropischen Gebieten als Gewürz und zur Gewinnung des ätherischen Öls angebaut.

Ätherisches Öl Das ätherische Öl wird durch Wasserdampfdestillation aus den Wurzeln gewonnen. Sie enthalten 2 bis 3 % Essenz.

Besonderheiten Der Ingwer ist eines der wichtigsten Gewürze in der fernöstlichen Küche. Verschiedene Gewürzmischungen, darunter auch Curry, enthalten Ingwer. In England ist das Ingwerbier beliebt, in den USA das alkoholfreie Ginger Ale.

Duft warmer, erdiger, würziger Duft mit süßlicher Note

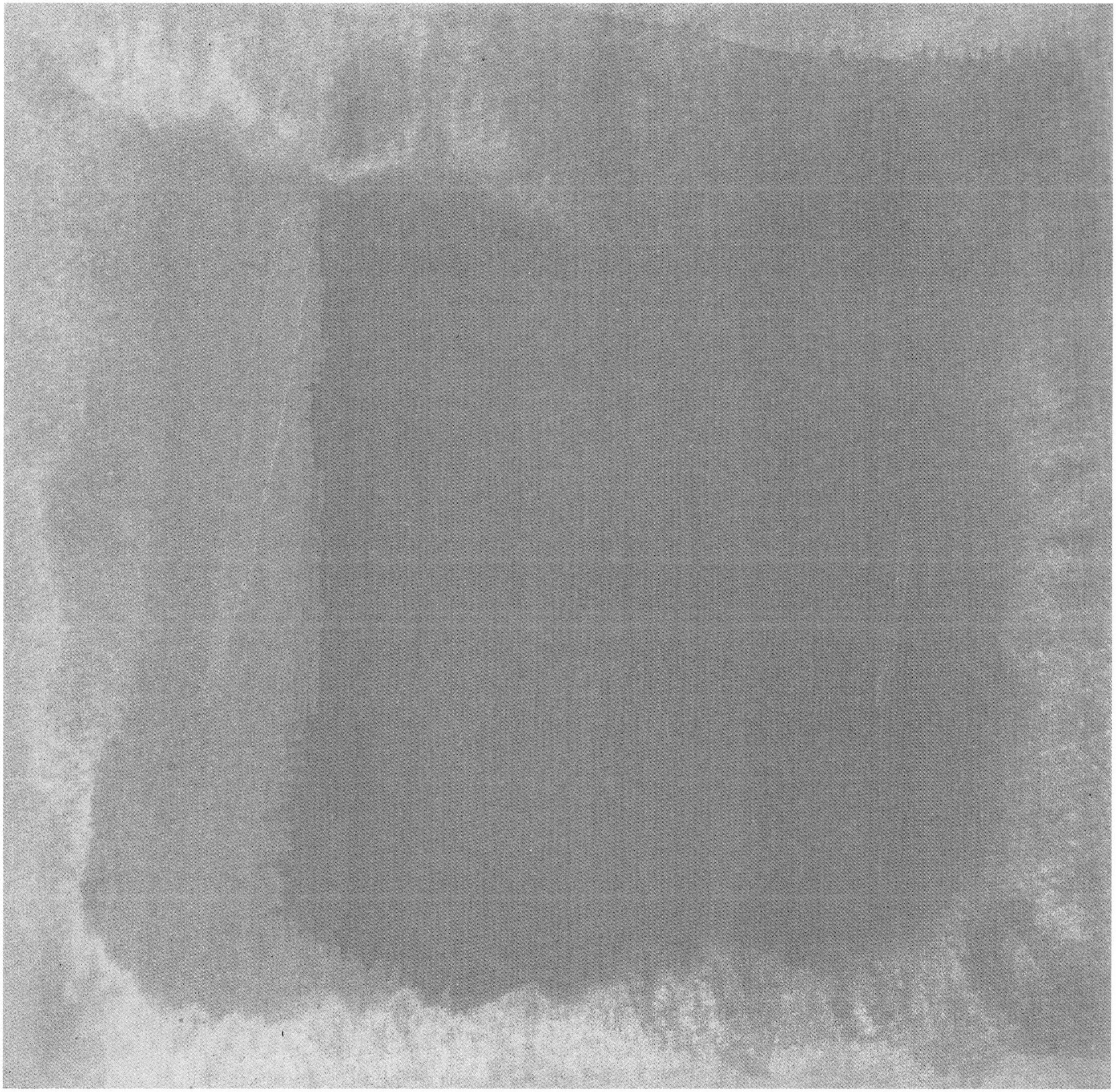

Ingwer

Anwendungsgebiete Ingwer ist ein stark erwärmendes, durchblutungsförderndes Heilmittel bei Krankheiten, die durch Feuchtigkeit und Kälte ausgelöst worden sind. Dazu gehören rheumatische Beschwerden, Husten, Erkältung und Grippe, aber auch Kopfschmerzen und Muskelverspannungen. Der Ingwer stärkt unsere körpereigene Widerstandskraft und ist damit ein wirksamer Schutz gegen ansteckende Krankheiten. Er löst Erstarrungen, Verhärtungen und Blockaden, hilft bei Verdauungsschwierigkeiten, Verkrampfungen, Blähungen und Appetitlosigkeit. Die Essenz macht die Reisekrankheit erträglich, indem sie Übelkeit und Erbrechen verhindert. In Tierversuchen wurde beobachtet, dass Ingwer den Cholesterinspiegel senkt.

Seelische Wirkung Ingwer vermittelt Wärme, spendet Kraft und Vitalität. Sein warmer, ja feuriger Duft gibt uns Energie und Willenskraft, wenn wir uns kraftlos und schwach fühlen. Er belebt Geist und Seele und erhöht unsere Widerstandskraft, stärkt unseren Durchhaltewillen. Er ist besonders geeignet bei starker Beanspruchung, wenn die Kraftreserven erschöpft sind.

Praktische Tipps

- **Gedächtnisschwäche:** ½ l warmes Wasser mit 2 Tropfen Ingwer, je 1 Tropfen Wacholder und Basilikum mischen. Baumwoll- oder Leinentuch in die Flüssigkeit tauchen. Auswringen. Kompresse auf das Gesicht legen.
- **Reisekrankheit:** ½ Teelöffel Trägeröl mit je 1 Tropfen Pfefferminze und Ingwer mischen. Vorbeugend hinter den Ohren, am Hals und in der Magengegend einreiben. Bei Bedarf wiederholen.
- **Husten:** Auf 1 Esslöffel Basisöl je 2 Tropfen Ingwer und Eukalyptus geben. Brust, Rücken und Füße einreiben.

Jasmin

Jasmin absolue, Jasminum grandiflorum

Familie
Ölbaumgewächs

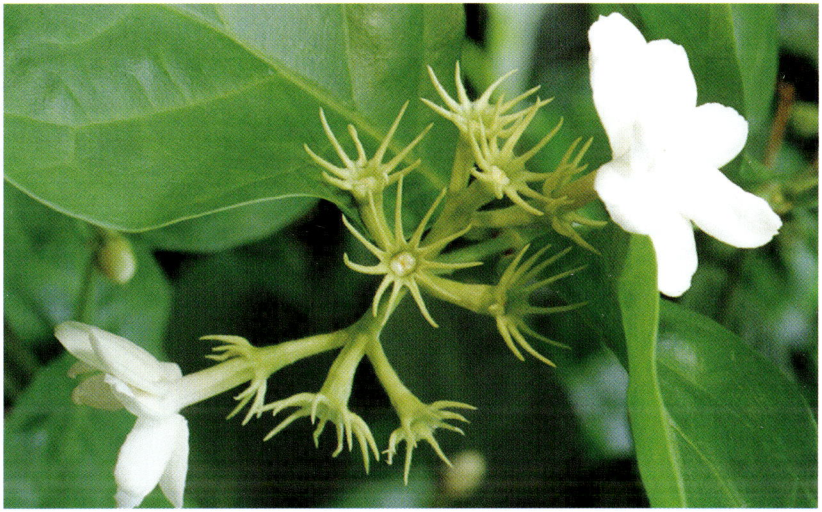

Pflanzenbeschreibung
Beim Jasmin handelt es sich um eine Kletterpflanze mit intensiv duftenden weißen oder gelblichen Blüten.

Herkunft Die Pflanze stammt vermutlich aus Ostindien. Kultiviert wird sie vorwiegend in Ägypten, Algerien, Marokko, Spanien, Frankreich, China und in der Türkei.

Ätherisches Öl Die Essenz wird durch Extraktion gewonnen. Für 1 kg Öl braucht es 1000 kg (etwa 8 Millionen) handgepflückte Blüten.

Besonderheiten Das ätherische Jasminöl ist sehr teuer. Nicht selten werden deshalb verfälschte Öle angeboten. Meist handelt es sich dabei um synthetische Qualitäten.

Duft honigartig-süß, intensiv, blumig, erotisch, exklusiv

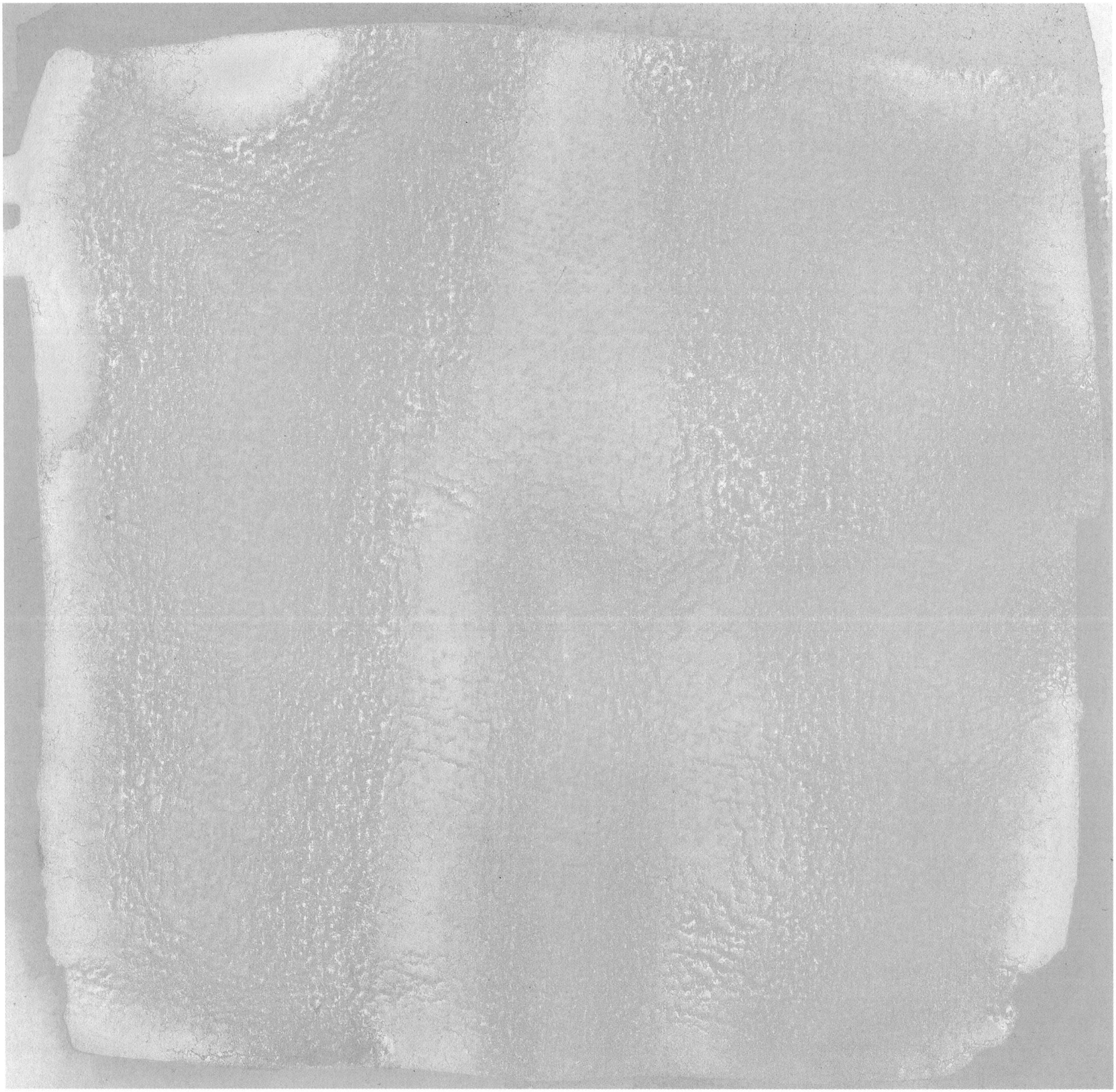

Anwendungsgebiete Jasmin regt die weibliche Hormonausschüttung an. Er hat einen engen Bezug zur Gebärmutter und ist daher ein wunderbares Mittel für die Geburtsvorbereitung und die Geburt selbst. Die Essenz regt die Kontraktion der Gebärmutter an und verbreitet einen euphorisierenden Duft. Impotenz und Frigidität können durch Jasmin positiv beeinflusst werden. Juckende, empfindliche Haut wird beruhigt und Dermatitis gelindert.

Seelische Wirkung Das aus Jasmin gewonnene Öl hat eine sinnliche, erotische und stimulierende Wirkung. Es ist besonders Menschen zu empfehlen, welche die Erfüllung des Lebens bewusst suchen und erfahren möchten. Wenn wir apathisch oder traurig sind, von Ängsten geplagt werden oder in Pessimismus versinken, unterstützt uns der exquisite Duft des Jasmins. Bei zu starker Kopflastigkeit nimmt er dem Ernst des Lebens die Schwere und öffnet unseren Blick für die Schönheiten des Daseins. Es gibt nur sehr wenig Düfte, die uns so stark emotional berühren, die bei seelischen Problemen für Harmonie sorgen und uns öffnen für Sinnlichkeit und Optimismus. Der Jasminduft vermittelt uns eine kraftvolle, spirituelle Botschaft auf dem Gebiet der Liebe und der Sexualität.

Praktische Tipps

- **Geburtsvorbereitung:** 1 Tropfen Jasmin auf 30 ml Jojobaöl geben und die Gebärende damit sanft massieren, vorwiegend am unteren Rücken. Mit der Massage sollte erst nach Einsetzen der Wehen begonnen werden.
- **Angst:** Auf 5 ml Jojobaöl 6 Tropfen Bergamotte und 3 Tropfen Jasmin geben. Diese Mischung kann man als Parfüm verwenden. Das Öl hilft bei Platzangst, Flugangst und Panikreaktionen.
- **Liebesöl:** Für eine erotisierende Partnermassage auf 30 ml Basisöl je 2 Tropfen Bohnenkraut, Ingwer und Jasmin sowie je 6 Tropfen Sandelholz und Ylang-Ylang geben.

Kamille

Chamomilla recutita Blaue, deutsche oder echte Kamille

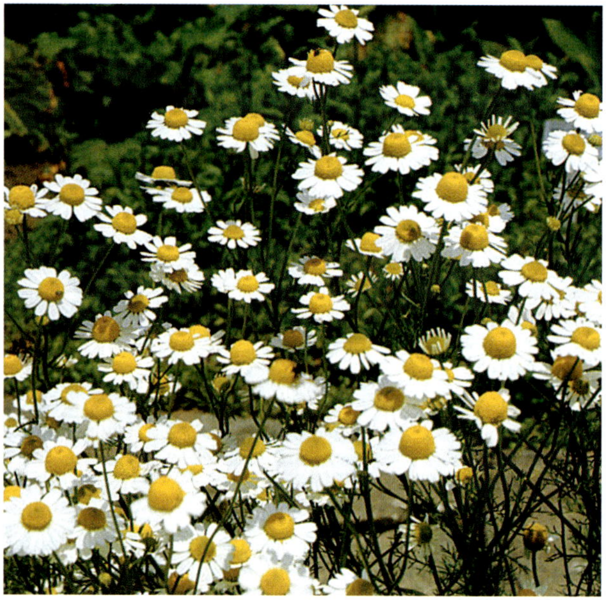

Familie
Korbblütler

Herkunft Die echte Kamille stammt aus dem östlichen Mittelmeerraum. Sie wächst in fast ganz Europa, in Asien, Ägypten, Nordamerika und Australien. Die Hauptanbaugebiete liegen in Ungarn.

Pflanzenbeschreibung
Die echte Kamille ist ein anspruchsloses einjähriges Kraut mit fein gefiedertem Blattwerk. Sie wächst vorwiegend an Wegrändern, auf Äckern und Ödland. Die kegelförmigen Blütenköpfe haben einen hohlen Blütenboden.

Ätherisches Öl Das ätherische Öl wird durch Wasserdampfdestillation aus den Blüten gewonnen. Die Ausbeute beträgt nur etwa 0,4 %.

Besonderheiten Erst bei der Destillation bildet sich aus dem in der Pflanze enthaltenen Proazulen das therapeutisch wertvolle Azulen, welches dem Öl die tiefblaue Farbe gibt.

Duft betäubend süß, kräftig-würzig, kräuterartig

Kamille

Anwendungsgebiete Die Kamille ist eine der bekanntesten und am gründlichsten erforschten Heilpflanzen. Sie ist stark entzündungshemmend, sie regt den Hautstoffwechsel an und heilt zuverlässig infizierte und schlecht heilende Wunden, selbst in extremer Verdünnung. Auch bei Haut- und Schleimhauterkrankungen, bei Geschwüren sowie Nagelbett-entzündungen wird das Öl mit Erfolg eingesetzt.

Die Kamille beruhigt und wirkt krampfstillend. Sie hilft bei Kopfschmerzen und Migräne, Koliken, krampfartigen Menstruationsbeschwerden und im Klimakterium. Sie lindert Sonnenbrand, Juckreiz und Nesselsucht und ist ein vorzügliches kosmetisches Mittel für gereizte, trockene und entzündete Haut.

Seelische Wirkung Der Duft der blauen Kamille unterstützt uns immer dann, wenn wir unser Schicksal nicht akzeptieren, unser Leben nicht annehmen können. Blockaden lösen sich, alte Prozesse können abgeschlossen, seelische Verletzungen, die uns an der Erfüllung unserer Lebensaufgabe hindern, geheilt werden. Vielleicht erkennen wir, dass es gut so ist, wie es ist – dass wir unsere Verdrießlichkeiten aufgeben und in die Lage versetzt werden, das Hier und Jetzt vertrauensvoll anzunehmen und zu leben.

Weinerliche, sensible Kinder, die mit dem Leben nicht zurechtkommen, brauchen Kamille. Die beruhigenden, besänftigenden Eigenschaften der Essenz helfen ihnen, Überempfindlichkeiten abzubauen und ein Gefühl der Geborgenheit zu entwickeln.

Praktische Tipps

- **Hautentzündungen und Juckreiz:** Für ein Vollbad 2 Tropfen Neroli, 4 Tropfen Sandelholz, 2 Tropfen Kamille sowie 2 Tassen frische Milch nehmen, für eine Kompresse auf ½ l körperwarmes Wasser jeweils die Hälfte der angegebenen Menge.

Kardamom

Elettaria cardamomum Cardamom

Familie
Ingwergewächs

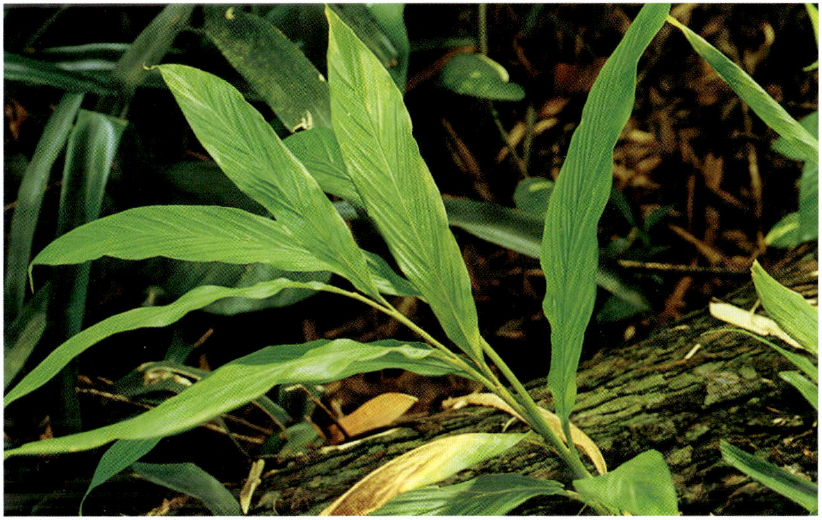

Pflanzenbeschreibung
Kardamom wächst im Schatten hoher tropischer Bäume bis in Höhen von 2000 m ü. M. Es handelt sich um eine ausdauernde Staude mit einem fleischigen Wurzelstock. Die Pflanze wird über 4 m hoch.

Herkunft Die Pflanze ist im südwestlichen Vorderindien beheimatet. Kultiviert wird sie heute auch in anderen Tropengebieten, so in Zentralamerika und Ceylon, in Guatemala und Tansania.

Ätherisches Öl Das Öl wird durch Wasserdampfdestillation aus den sehr ölhaltigen Früchten (etwa 4 %) gewonnen.

Besonderheiten Kardamom ist in Gewürzmischungen, z. B. Curry, enthalten. Er spielt auch bei der Likörherstellung eine wichtige Rolle.

Duft würzig, aromatisch, blumig

Anwendungsgebiete Kardamom wirkt in erster Linie auf die Kopfregion. Er fördert die Durchblutung im Kopf, reguliert den Blutdruck, öffnet die kleinsten Kapillaren, wenn sie verengt und verspannt sind. Er beseitigt spannungsbedingte Kopfschmerzen und hilft bei Migräne, wenn die Essenz vor Ausbruch der Schmerzattacken eingesetzt wird.

Bei Ohrenrauschen, das durch verengte Gefäße hervorgerufen wird, bringt Kardamom Linderung. Er hilft bei Verdauungsstörungen und Durchfall und regt ganz allgemein unsere Verdauung an. Kardamom fördert die Atmung. Er verbindet Kopf und Herz, regt das Denken an und stärkt.

Seelische Wirkung Der klare und reine Duft von Kardamom hilft bei geistiger Erschöpfung. Er fördert die Intelligenz und befähigt uns, klarer zu denken. Er stimuliert und aktiviert uns, wenn wir müde und abgespannt sind und keine Freude mehr am Leben haben. Kardamom befreit uns von seelischen Spannungen und lässt gestaute Energien wieder fließen. Seine belebende Wirkung gibt uns die Zuversicht, dem kommenden Tag mit Gelassenheit entgegenzusehen. Dinge, die uns stressen und einen äußeren Druck auf uns ausüben, verlieren an Gewicht.

Praktische Tipps

- **Migräne:** Auf ½ l kaltes Wasser 5 Tropfen Kardamom geben. Kompressen auflegen. Man kann auch eine verdünnte Mischung aus Basilikum, Kardamom und Lavendel einreiben. In der Duftlampe hilft Kardamom präventiv.
- **Für Kopf- und Nackenmassage:** 1 Esslöffel Basisöl mit 3 Tropfen Kardamom sowie je 2 Tropfen Majoran und Linalenholz (Rosenholz) mischen.
- **Angst zu versagen:** Kardamom in entspannter Atmosphäre tief einatmen.

Latschenkiefer

Pinus montana, Pinus mugo, Pinus pumilio Bergkiefer, Bergföhre

Familie
Kieferngewächs

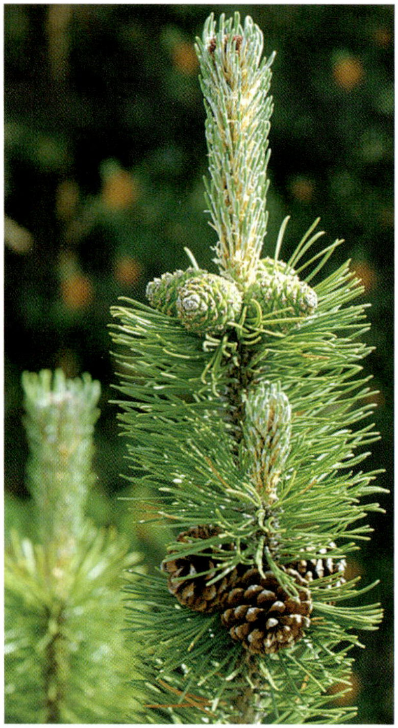

Pflanzenbeschreibung
Die Latschenkiefer wächst in der subalpinen Krummholzregion. Die strauchartig wachsende Kiefernart mit bogig aufsteigenden Ästen wird kaum höher als 6 m.

Herkunft Die Latschenkiefer ist in den Alpen und den Karpaten heimisch. Dort ist sie auch in den Hochmooren anzutreffen. Heute wird sie vielfach in tieferen Lagen als Ziergehölz gepflanzt.

Ätherisches Öl Das Öl wird durch Wasserdampfdestillation aus den frischen Nadeln gewonnen. Für 1 kg Essenz braucht es 100 kg Zweige.

Besonderheiten Die Latschenkiefer ist eine geschützte Pflanze. Da die Erträge klein sind, wird das Latschenkieferöl häufig verfälscht. Es wird bei der Herstellung von Franzbranntwein, für Salben und für Einreibemittel gegen Erkältung und Rheuma verwendet.

Duft waldig, grün, frisch, etwas sanfter als Kiefer

Latschenkiefer

Anwendungsgebiete Die Latschenkiefer hat eine besonders starke Tiefenwirkung bei Erkältungen, Bronchitis und anderen Beschwerden im Brustraum. Sie fördert die Sauerstoffversorgung des Blutes und der Gewebe durch Anregung des gesamten Atemtrakts. Als Behandlungsform bietet sich in erster Linie die Dampfinhalation an.

Das Öl hemmt Entzündungen, es lindert Muskelschmerzen und stimuliert zudem den gesamten Kreislauf. Es wird gern zur Behandlung von Nervenschmerzen und rheumatischen Beschwerden eingesetzt. Die Latschenkiefer entspannt strapazierte Nerven und stärkt das Immunsystem. Die Essenz eignet sich auch gut für Badeöle, Badesalze und für die Sauna.

Die Latschenkiefer aktiviert die Hautatmung durch eine Kohlendioxyd-Entgiftung und ist deshalb besonders Rauchern mit «grauer» Haut zu empfehlen. Zusammen mit dem Myrtenöl ist sie bei der Raucherentwöhnung äußerst nützlich. In der Duftlampe verbessert sie die Luft und regt die Tiefenatmung an.

Seelische Wirkung Der erfrischende Duft der Latschenkiefer beruhigt bei Stress und löst einengende Angst- und Verfolgungszustände. Wenn wir uns schwach und erschöpft fühlen, lässt uns der Duft tief durchatmen und bringt Erholung und Entspannung, Kraft und Zuversicht.

Praktische Tipps

- **Muskelschmerzen:** Massageöl aus 1 Esslöffel Mandelöl, 3 Tropfen Latschenkiefer, 1 Tropfen Bohnenkraut und 2 Tropfen Wacholder. Die betroffenen Stellen einreiben.
- **Aktivierungsbad für die Hautatmung:** Auf ein Vollbad je 4 Tropfen Latschenkiefer und Eukalyptus geben. Häufig verursacht dieses Bad ein Kribbeln an verschiedenen Stellen.
- **Krankheiten der Bronchien:** Für Inhalationen auf 1 Liter heißes Wasser 4 Tropfen Latschenkiefer und 1 Tropfen Kamille blau geben.

Lavendel

Lavandula vera, Lavandula angustifolia

Familie
Lippenblütler

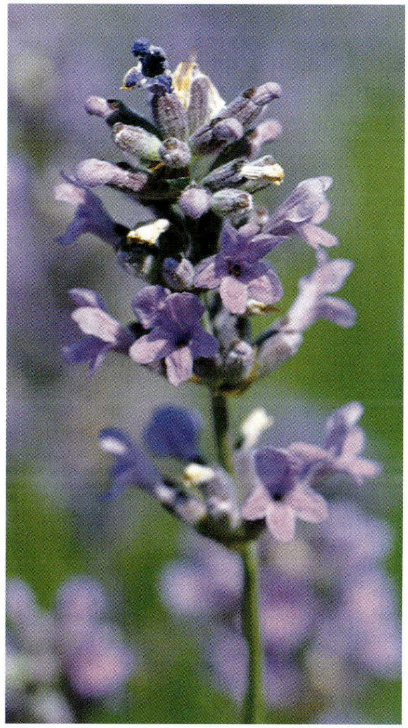

Pflanzenbeschreibung
Der Lavendel ist ein buschiger, stark duftender immergrüner Halbstrauch von etwa 20 bis 60 cm Höhe.

Herkunft Der Lavendel ist im westlichen Mittelmeergebiet heimisch, wo er weit verbreitet ist und auf trockenem Boden wächst. Die Pflanze wird heute für die Gewinnung des ätherischen Öls in weiten Teilen Europas, vor allem aber in Südfrankreich, feldmäßig angebaut.

Ätherisches Öl Das ätherische Öl wird durch Wasserdampfdestillation aus dem blühenden Kraut gewonnen. Die Ausbeute liegt zwischen 0,3 und 2 %.

Besonderheiten Der therapeutisch wertvollste Lavendel wird unter der Bezeichnung «Lavendel extra» angeboten. Damit bezeichnet man die Wildsammlung. Mit seinen mehr als 200 chemischen Bausteinen hat er viele beruhigende und heilende Inhaltsstoffe. «Lavendel fein» (angustifolia) wird auf Feldern angebaut und besitzt noch 140 chemische Bausteine – darunter viele mit beruhigender und besänftigender Wirkung. Beim Lavandin handelt es sich um eine spezielle Lavendelhybride, die mehr ätherisches Öl liefert und deren Aroma länger hält. Mit 40 chemischen Bausteinen ist dieses Öl eher anregend und wird im Haushalt zum Putzen und Desinfizieren eingesetzt, aber auch bei der Wundreinigung und -heilung.

Duft süß-balsamisch, kräuterartig, blumig-frisch

Anwendungsgebiete Der Lavendel ist aufgrund der harmonisierenden und beruhigenden Eigenschaften bei einer Vielzahl von Beschwerden wertvoll, die einen psychischen oder neurotischen Hintergrund haben. So hilft er bei Schlaflosigkeit, vegetativer Dystonie, Kopfschmerzen und Migräne, bei Herzbeklemmung, Erregungszuständen und nervöser Überlastung. Er harmonisiert und beruhigt das Nervensystem und wirkt generell vorbeugend, bei Krankheiten sanft begleitend. Lavendel hat eine erstaunlich große schmerzstillende Wirkung und hilft besonders bei stechenden, scharfen Schmerzen, bei Verbrennungen, Wunden und Insektenstichen. Das verdünnte Öl eignet sich ausgezeichnet für Massagen bei Rheuma und Muskelschmerzen.Die Zellen werden durch das ätherische Lavendelöl regeneriert, und viele Hauterkrankungen positiv beeinflusst.

Seelische Wirkung Der Lavendel verkörpert Reinheit. Sein Duft bewirkt eine innere, seelische Reinigung. Bei Unsicherheit macht er uns wach, damit wir unsere Entscheidungsschwäche überwinden und schwierige Situationen meistern können. Umgekehrt beruhigt er uns dann, wenn wir nervös, verstimmt und verspannt sind.

Praktische Tipps

- **Verbrennungen:** Lavendel unverdünnt auftupfen oder sprühen.
- **Sonnenbrand:** 30 ml Johannisöl mit 6 Tropfen Bergamotte, 10 Tropfen Lavendel und 2 Tropfen Pfefferminze mischen.
- **Offene Wunden:** 1 EL Ringelblumenöl, 1 Tropfen Kamille blau, 2 Tropfen Geranium, 3 Tropfen Lavendel, 1 Tropfen Weihrauch mischen. Auftupfen.
- **Überreizung des Nervensystems:** Ein Vollbad mit 6 Tropfen Lavendel und 4 Tropfen Linaloeholz beruhigt und entspannt.
- **Herzunruhe:** Körperwarme Kompressen mit 1 Tropfen Melisse und je 2 Tropfen Majoran und Lavendel auf die Herzgegend auflegen.
- **Virale Kinderkrankheiten mit Hautausschlag:** 30 ml Mandelöl, je 3 Tropfen echte Kamille und Melisse und 6 Tropfen Lavendel mischen. Betroffene Stellen einreiben.
- **Unreine Haut:** Einmal wöchentlich ein Vollbad mit 3 Tropfen Teebaum, 5 Tropfen Lavendel und 3 Tropfen Wacholder nehmen.
- **Fettige Haut:** Auf 30 ml Jojobaöl je 6 Tropfen Zitrone und Lavendel und 3 Tropfen Muskatellersalbei geben. Man sollte keine Angst vor dem fetten Öl haben – die fettige Haut wird sich trotzdem bald trockener anfühlen.
- **Entscheidungsschwäche:** Nachts einige Tropfen Öl auf einen Duftstein.

Lemongras

Cymbopogon flexuosus Zitronengras, Lemongras

Familie
Süßgras

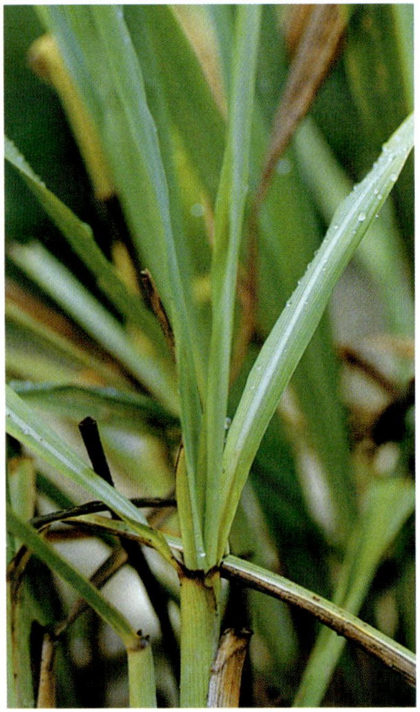

Pflanzenbeschreibung
Das Lemongras ist ein langes, schlankes Tropengras, dessen Blätter beim Zerreiben einen starken zitronenartigen Duft verströmen.

Herkunft Das Lemongras ist in Indien heimisch und wird heute hauptsächlich in Südamerika, Afrika, China und Madagaskar angebaut.

Ätherisches Öl Das ätherische Öl wird durch Wasserdampfdestillation aus dem gehäckselten Gras gewonnen. Der Ertrag liegt bei etwa 2 %.

Besonderheiten Anstelle von Lemongrasöl kann ebenso gut das Öl von Litsea cubeba verwendet werden, das weitgehend dieselben Eigenschaften hat. Manchmal wird das relativ preisgünstige Öl des Lemongrases benutzt, um teurere Öle zu strecken und zu verfälschen.

Duft intensiver, kühler, zitronenartiger, erfrischender Duft

Lemongras

Anwendungsgebiete Lemongras entgiftet und stimuliert den gesamten Organismus. Es stärkt das Immunsystem, wirkt gefäßstärkend und durchblutungsfördernd und kann vorbeugend gegen Krampfadern eingesetzt werden. Das Öl reinigt und strafft schwaches Bindegewebe und ist für ionisierende Sportmassagen gut geeignet. Das Lemongras regt den Stoffwechsel an und kann auch bei verschiedenen Verdauungsstörungen Abhilfe schaffen.

Lemongras hilft bei Kopfschmerzen, Müdigkeit und Konzentrationsschwäche. Mit seinen stark bakteriziden Eigenschaften ist es ein wirkungsvolles Mittel für die Desinfektion von Wohnräumen. Auch zur Insektenabwehr ist es gut geeignet.

Seelische Wirkung Der erfrischende Duft vom Lemongras ist besonders für Menschen geeignet, die schnell entmutigt sind, wenn sich die Dinge nicht so entwickeln, wie sie es erwarten. Die nach Zitrone riechende Essenz verbreitet eine optimistische Stimmung und hilft in Phasen von Niedergeschlagenheit und Erwartungsangst, neue Lebenslust zu finden, vital und widerstandsfähig zu werden. Sie befähigt uns, zuversichtlich in die Zukunft zu sehen, sie gibt uns genügend Frische und Energie, um wach und konzentriert die anstehenden Probleme anzupacken.

Praktische Tipps

- **Konzentrationsschwäche:** Im Auto, auf dem Bürotisch, im Sitzungs- oder Schulzimmer Zitrone und Lemongras verdunsten lassen oder zerstäuben.

Vorsicht
Unverdünnt oder in hohen Konzentrationen kann das Öl die Haut reizen.

Majoran

Origanum majorana, Majorana hortensis Echter Majoran

Familie
Lippenblütler

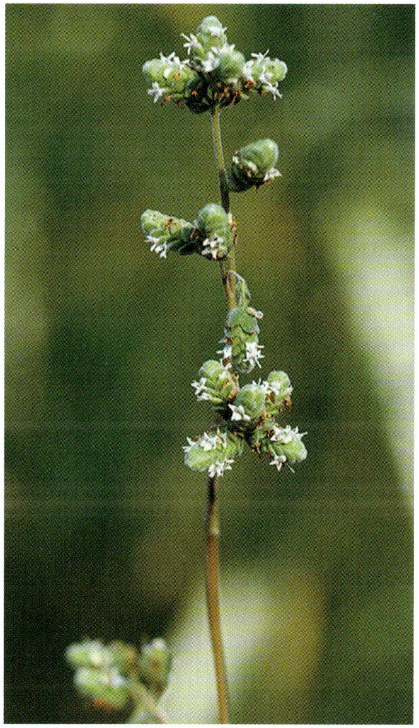

Pflanzenbeschreibung
Der Majoran ist ein büscheliges, stieliges Kraut, das etwa 40 cm hoch wird und sehr kälteempfindlich ist. Es verbreitet einen stark aromatischen Geruch.

Herkunft Wild wächst der Majoran vom nördlichen Ostafrika bis nach Indien. Er ist heute jedoch auch in Südeuropa und in Nordamerika heimisch. Gewonnen wird das ätherische Öl vorwiegend in Spanien, Frankreich und Ungarn.

Ätherisches Öl Durch Wasserdampfdestillation wird aus 120 kg der blühenden Zweige etwa 1 kg ätherisches Majoranöl gewonnen.

Duft würzig, süß, warm

Majoran

Anwendungsgebiete Majoran wirkt stark entkrampfend und entspannend, und dies auf der körperlichen und seelischen Ebene. Das Öl gehört zu den besten Mitteln, um Schmerzen und Verkrampfungen der Muskulatur zu lösen. Da die Essenz auch ein ausgezeichnetes Nervenberuhigungsmittel ist, ist sie dann besonders hilfreich, wenn Muskelkrämpfe von Angstzuständen begleitet werden. Bei Mischung mit einem Basisöl erhält man ein vorzügliches Massageöl gegen Muskelkater, Muskelschmerzen und Muskelverhärtungen, Verstauchungen und Verkrampfungen. Majoran hat sich auch bewährt bei übersteigertem Geschlechtstrieb, bei Schlaflosigkeit, Migräne und bei zu hohem Blutdruck.

Seelische Wirkung Die Botschaft des Majorans: Lass los! Insbesondere beruhigt sein warmer Duft bei Angst, Hysterie und Verzweiflung, bei Panik und seelischer Überreaktion, die bis in die Psychose hineingehen kann. Der Majoran tröstet uns, wenn wir einsam und traurig sind. Er entspannt und entkrampft auf der seelischen Ebene und sorgt für eine bessere Stimmung.

Praktische Tipps

- **Entspannung:** Für ein Vollbad je 3 Tropfen Majoran, Lavendel und Geranium. Mit gleichem Verhältnis lässt sich ein vorzügliches Massageöl herstellen, das sich gut zur Behandlung von Verspannungszuständen eignet (je 2 Tropfen auf 1 Esslöffel Mandelöl).
- **Menstruationsbeschwerden (Krämpfe):** Je 4 Tropfen Muskatellersalbei und Majoran, je 2 Tropfen römische Kamille und echte Melisse auf ein Vollbad. Oder die Hälfte der gleichen Mischung für heiße Kompressen auf den Unterleib.
- **Zuckungen:** Für Kompressen auf ½ Liter heißes Wasser je 4 Tropfen Majoran und Kardamom.

Vorsicht

Ein zu langer Gebrauch dieser Essenz kann zu Kopfschmerzen und Benommenheit führen. Während einer Schwangerschaft sollte auf Majoran verzichtet werden.

Mandarine

Citrus reticulata

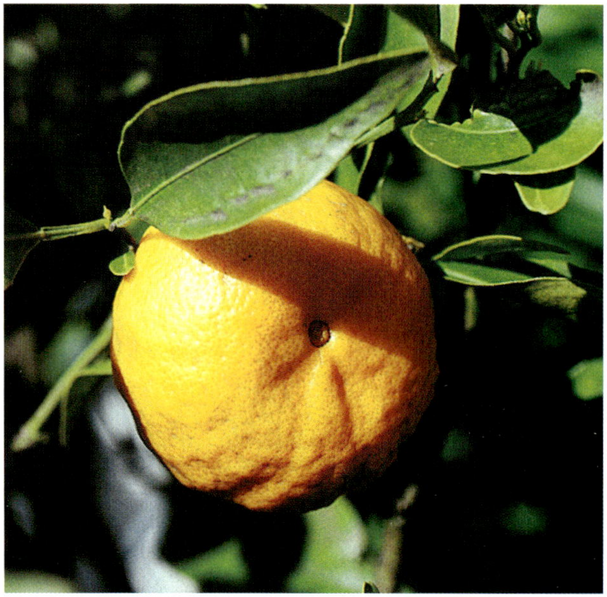

Familie
Rautengewächs

Pflanzenbeschreibung
Der immergrüne Mandarinenbaum ist von kleinem Wuchs. Er hat eine kugelförmige Krone.

Herkunft Mandarinenbäume werden in Italien, Spanien, Brasilien, Argentinien und China kultiviert.

Ätherisches Öl Das ätherische Öl wird durch Kaltpressung aus den Schalen gewonnen. Für 1 kg Essenz braucht es 200 kg Schalen.

Besonderheiten Rotes Mandarinenöl wird aus reifen Früchten, grünes Öl aus unreifen Früchten gewonnen. Bei der Tangerine handelt es sich um eine spezielle Unterart der Mandarine.

Duft strahlend, frisch, zart, spritzig, leicht süß

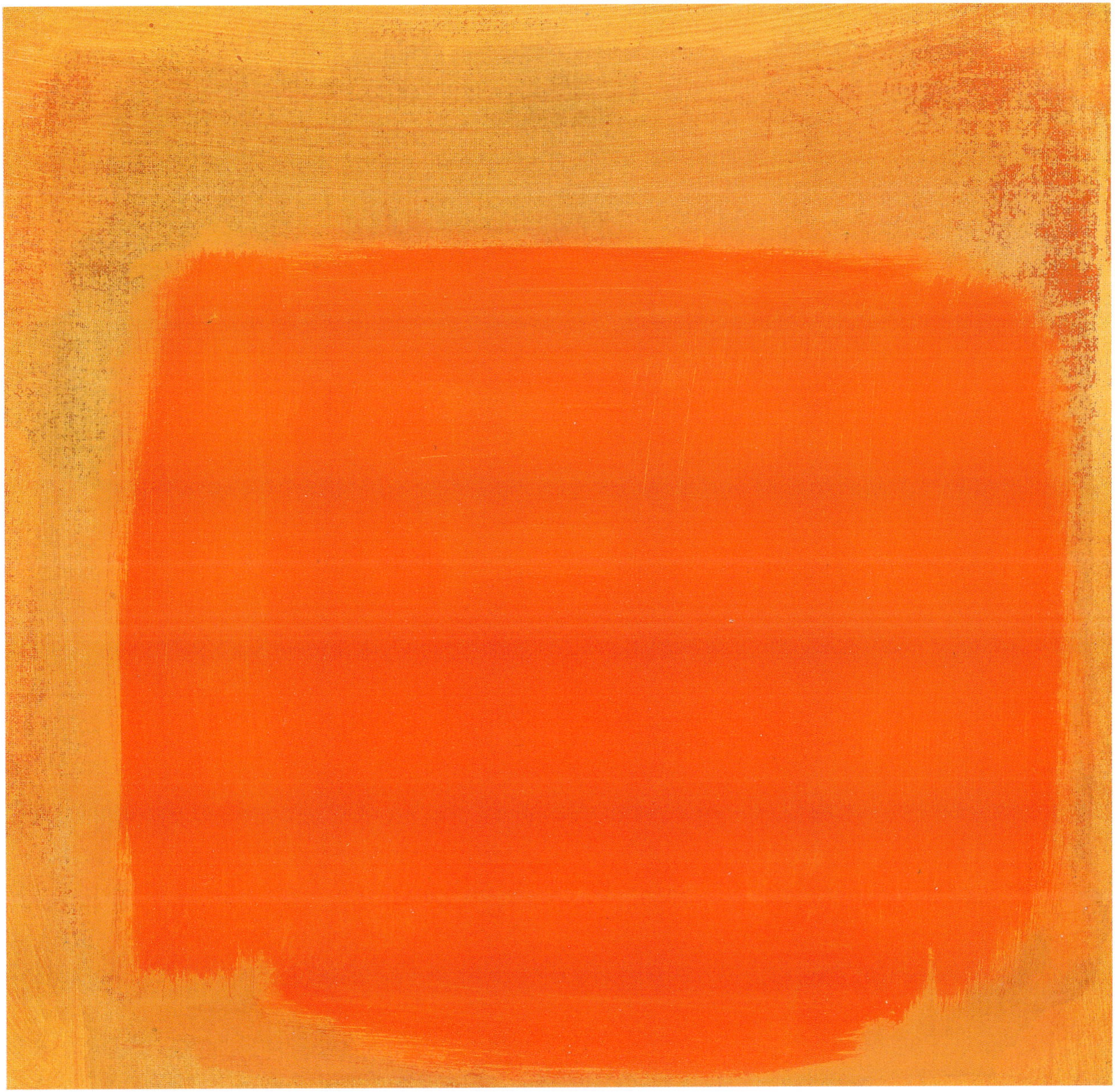

Mandarine

Anwendungsgebiete Die Mandarine regt den Appetit an und fördert die Verdauung. Sie stärkt den Magen und die Leber und hilft bei Verdauungsstörungen. Sie regeneriert die Kräfte nach einer schweren Krankheit und reinigt das Blut. Die Essenz beruhigt, löst Verspannungen und Verkrampfungen und hilft bei nervösen Erregungszuständen und Schlaflosigkeit. Eine günstige Wirkung hat sie zudem bei prämenstruellen Beschwerden.

Seelische Wirkung Die Mandarine ist ein wichtiger Raumduft für überaktive oder ängstliche Kinder, die abends unruhig und überdreht sind und nicht schlafen wollen. Gemeint sind in erster Linie Kinder, die sich jeden «Zirkus» einfallen lassen, um nicht ins Bett gehen zu müssen. Auch Erwachsene können von der Angst befallen werden, loslassen zu müssen und dann allein dazustehen. Häufig ist der von Verspannungen, Traurigkeit und Lustlosigkeit begleitete Zustand nach seelischen Krisen, nach Schock und Schmerz zu beobachten. Der Duft der Mandarine wird in solchen Situationen erleichtern und aufheitern.

Im Sterbeprozess ist der frische Duft der Mandarine – ähnlich wie derjenige der Orange – ein Begleiter im Zustand zwischen Leben und Tod. Er hilft uns, extreme Schmerzen besser zu ertragen und gibt uns das Gefühl, nicht mutterseelenallein zu sein. Er erzeugt eine Stimmung von heiterer Gelassenheit und Unbeschwertheit.

Praktische Tipps

- **Für trotzige, übererregte Kinder:** Mandarine als Raumduft oder 1 Tropfen auf den Kopf träufeln.
- **Schutz gegen negative Energien:** Parfüm aus 5 ml Jojobaöl, 6 Tropfen Mandarine, 1 Tropfen Myrrhe und 4 Tropfen Sandelholz.
- **Bauchschmerzen:** Auf 1 Teelöffel Mandelöl 3 Tropfen Mandarine geben. Das Öl im Uhrzeigersinn vorsichtig auf dem Bauch einmassieren.

Vorsicht

Nach Anwendung der Essenz sollte man 4 Stunden warten, bevor man sich dem direkten Sonnenlicht aussetzt.

Melisse

Melissa officinalis Zitronenmelisse, Zitronenkraut

Familie
Lippenblütler

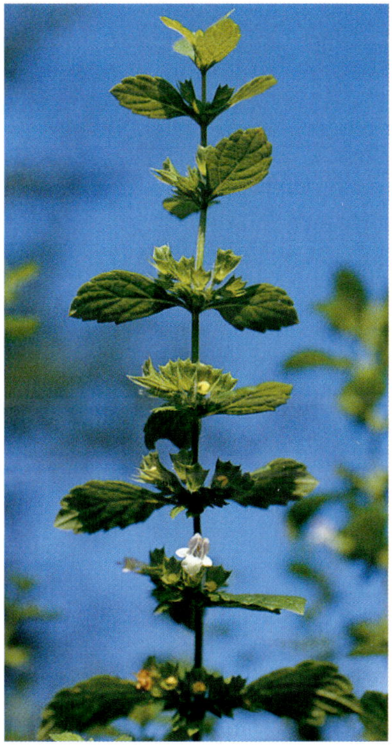

Herkunft Die Melisse stammt ursprünglich aus Westasien und dem östlichen Mittelmeergebiet, sie wird heute aber in ganz Europa und Nordamerika angebaut.

Ätherisches Öl Es wird durch Wasserdampfdestillation aus der ganzen Pflanze gewonnen. Die Ausbeute ist extrem gering und schwankt zwischen 0,01 und 0,4 %.

Besonderheiten Das aus echter Melisse gewonnene Öl ist sehr kostbar und teuer. Das üblicherweise im Handel erhältliche preisgünstige Melissenöl («Melisse indicum») wird ganz oder überwiegend aus Citronell- oder Lemongrasöl hergestellt. Es hat nicht die unter «Melisse» beschriebenen Wirkungen.

Duft süß und frisch, würzig-aromatisch, an Zitrone erinnernd

Pflanzenbeschreibung
Die Melisse ist ein ausdauerndes Kraut mit verzweigtem Wurzelstock und starkem Zitronengeruch.
Sie wird bis zu 70 cm hoch. Am aromatischsten ist die Pflanze vor der Blütezeit.

Anwendungsgebiete Die Melisse gehört mit der sanften Heilwirkung zu den wichtigsten Heilpflanzen. Sie gilt als lebensverlängernd (in England wird sie die Pflanze der Hundertjährigen genannt). Hervorgehoben werden muss beim ätherischen Öl die antivirale Wirkung, die sich in erster Linie auf Kinderkrankheiten sowie auf die durch Herpesviren erzeugten Fieberbläschen bezieht. Bemerkenswert ist ferner ihr Bezug zum Herzen: Herzbeschwerden ohne organische Ursache, wie nervöses Herzklopfen, Herzneurose und ähnliches, werden gemildert, zu hoher Blutdruck gesenkt.

Eine ganze Reihe weiterer nervös bedingter Beschwerden werden durch die Melisse günstig beeinflusst. Dazu gehören Einschlafprobleme und nächtliches Erwachen, Wetterfühligkeit und nervöse Verspannungen, Migräne und Kopfschmerzen, funktionelle Kreislaufschwäche und nervöse Magen-Darm-Beschwerden. Das Öl eignet sich ferner – ähnlich wie Kamille – zur Behandlung von Allergien (Heuschnupfen, Asthma, allergische Hautausschläge).

Seelische Wirkung Der aromatische Duft der echten Melisse ist ein vortreffliches Beruhigungsmittel für geistig überforderte, gestresste und reizbare Menschen. Angst und Angstträume, Spannungen, negative Gedanken und Unruhe können damit überwunden werden. Der Duft beruhigt, gleicht aus, sorgt für eine gelassene Stimmung und macht unser Herz leicht und froh. Er spendet Kraft und Trost, wenn durch einen plötzlichen Todesfall tiefe Trauer über uns hereinbricht.

Praktische Tipps

- **Schlafstörungen, Alpträume:** Parfüm für die Nacht aus 5 ml Jojobaöl, 3 Tropfen Melisse und 1 Tropfen römische Kamille. Vorwiegend an der Halsschlagader auftragen.

Muskatellersalbei

Salvia sclarea

Familie
Lippenblütler

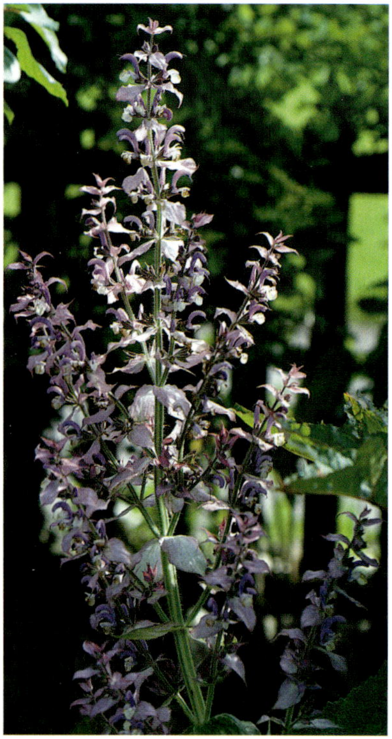

Pflanzenbeschreibung
Mehrjährige Salbeiart, die bis zu 1,2 m hoch wird. Die Pflanze liebt einen mageren, kalkhaltigen Boden.

Herkunft Die ursprünglich im Mittelmeergebiet beheimatete Pflanze wird heute vorwiegend in Ungarn, Frankreich, im ehemaligen Jugoslawien und in Spanien kultiviert.

Ätherisches Öl Wird durch Wasserdampfdestillation aus der blühenden Pflanze gewonnen. Für 1 kg ätherisches Öl braucht es 120 bis 1000 kg blühende Pflanzen.

Besonderheiten Der Muskatellersalbei ist kein Ersatz für den echten Salbei. Die therapeutischen Eigenschaften sind nicht identisch; insbesondere fehlen dem Muskatellersalbei die reinigenden Eigenschaften des Salbeis.

Duft heller, würziger, warmer Duft mit blumiger Note

Muskatellersalbei

Anwendungsgebiete Das Öl des Muskatellersalbeis wird dem weiblichen Organismus zugeordnet. Die ausgeprägte östrogenähnliche Wirkung synchronisiert den biologischen Rhythmus. Es ist ein vorzügliches Mittel im Klimakterium. Die Essenz hilft bei schmerzhafter oder ausbleibender Regelblutung sowie beim prämenstruellen Syndrom (Schmerzen im Kreuzbeinbereich, Spannungen, Reizbarkeit, Hitzewallungen und andere Beschwerden in der Zeit vor der Monatsblutung).

Seelische Wirkung Wenn wir aus unserem gewohnten Lebensrhythmus geworfen worden sind, weil etwas ganz Neues begonnen hat, z. B. die Pubertät, die Geburt eines Kindes oder die Wechseljahre, dann hilft uns der Muskatellersalbei, in den neuen Lebenstakt zu kommen und uns mit dem Ungewohnten anzufreunden. Der warme Duft des ätherischen Öls lässt uns mit seiner erheiternden, befreienden, ein wenig berauschenden Wirkung den Alltag vergessen. Wenn die täglichen Pflichten zur schweren Last werden, uns bedrücken und depressiv stimmen, dann vermag die Botschaft des Duftes feste Denkmuster aufzulösen und kann uns helfen, die Welt aus einer mehr spielerischen Sicht zu betrachten und der Phantasie freien Lauf zu lassen.

Praktische Tipps

- **Unregelmäßige Menstruation:** 3 Tropfen der Essenz auf ein Papiertaschentuch geben und auf dem Brustbein tragen (eingeklemmt im BH). Für eine Fußmassage 4 Tropfen der Essenz mit 1 Esslöffel Basisöl mischen. Die Füße, insbesondere die Fersen, bis eine Handbreite über dem Knöchel einmassieren.

Neroli

Citrus aurantium ssp. bigaradia
Orangenblüte, Bitterorangenblüte, Pomeranzenblüte

Familie
Rautengewächs

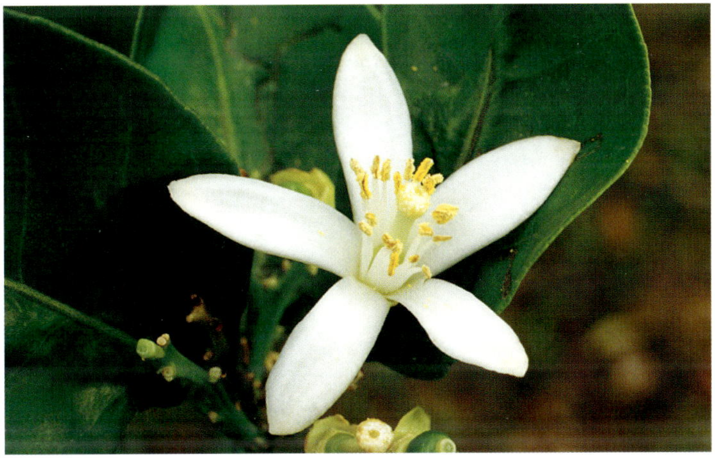

Herkunft Die Pomeranze stammt aus Südostasien und wird seit dem 11. Jahrhundert im Mittelmeerraum und in der subtropischen Klimazone kultiviert.

Ätherisches Öl Wird aus handgepflückten, frischen Blüten durch Wasserdampfdestillation gewonnen. Der Anteil an ätherischem Öl ist klein. Für 1 kg Essenz braucht es 850 kg Blüten.

Besonderheiten Das Neroliöl wird häufig bei der Parfümherstellung eingesetzt. Es ist Bestandteil vieler Toilettenwässer, so auch von Eau de Cologne. Bei der Destillation fällt als «Nebenprodukt» das Orangenblütenwasser an. Aus der Pomeranzenschale werden Orangeat und Bitterorangenöl hergestellt.

Duft würzig, süß, kraftvoll, mit blumiger Note

Pflanzenbeschreibung
Die Bitterorange ist ein immergrüner, 5 bis 10 m hoher Baum mit rundlicher Krone und lederartigen Blättern. Die weißen Blüten verbreiten einen starken Duft.

Anwendungsgebiete Neroli ist eine Essenz, die in erster Linie auf den seelischen Bereich einwirkt. Doch ist sie auch ein vorzügliches Mittel für kosmetische Anwendungen, insbesondere bei trockener, reifer und empfindlicher Haut. Das Wachstum der Zellen und die Regeneration der Haut wird angeregt. Diejenigen körperlichen Beschwerden, bei denen Neroli wirksam ist, sind meistens seelisch bedingt, beispielsweise Kopfschmerzen, Schlafstörungen und nervöse Herzbeschwerden.

Seelische Wirkung Der süße Neroliduft nimmt Einfluss auf versteckte seelische Bereiche. Er dringt in die Tiefen des Unterbewusstseins vor. Wenn wir unter seelischen Qualen leiden oder von negativen Gefühlen geplagt werden, lohnt sich ein Versuch mit dem Orangenblütenöl. Der Duft vermittelt zwischen Gefühlen und Bewusstsein und hilft uns, zu geistiger Klarheit zu kommen und zu erkennen, wo die eigentlichen Schwierigkeiten liegen. So unterstützt er uns bei der Trauerarbeit, bei Angst und Verzweiflung, bei überdrehten, hysterischen Zuständen oder bei seelischer Erschöpfung. Neroli gibt uns Kraft in schwierigen Situationen.

Praktische Tipps

- **Schlaflosigkeit/Einschlafschwierigkeiten:** Vollbad mit 4 Tropfen Neroli.
- **Schock:** Parfüm aus 5 ml Jojobaöl, je 3 Tropfen Neroli und Geranium. Nicht nur bei akutem, auch bei lang zurückliegendem Schock auf Hals und Sonnengeflecht auftragen.
- **Brüchige Nägel:** In einem leeren, sauberen Nagellack-Fläschchen Jojobaöl mit 3 Tropfen Zitrone, 2 Tropfen Ylang-Ylang und 1 Tropfen Neroli mischen. Fingernägel regelmäßig einstreichen.

Niaouli

Melaleuca viridiflora Gomenol, Myrtenheide

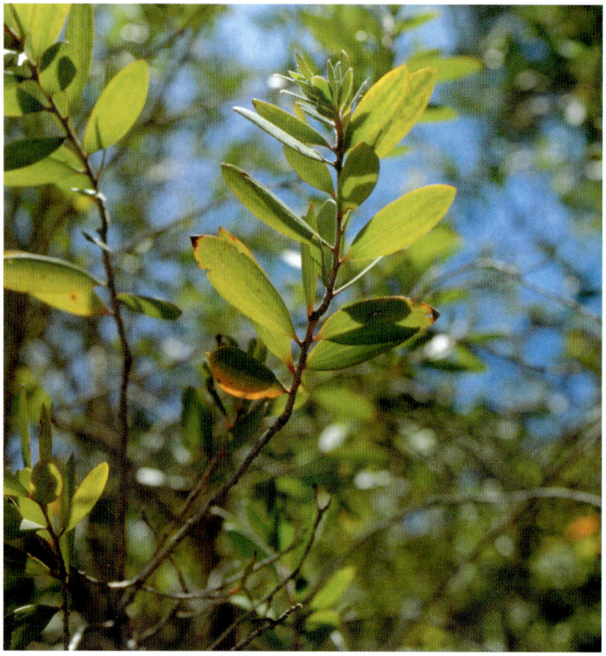

Familie
Myrtengewächs

Pflanzenbeschreibung
Der aromatisch duftende und außerordentlich zähe Baum erreicht eine Höhe von bis zu 20 m. Er ist verwandt mit dem Cajeputbaum und wächst in seiner Heimat in lichten Wäldern.

Herkunft Neukaledonien, Australien, Madagaskar, Malaysia

Ätherisches Öl Das ätherische Öl wird aus Blättern und Zweigen durch Wasserdampfdestillation gewonnen. Aus etwa 50 kg Pflanzenmaterial erhält man 1 kg Öl.

Besonderheiten Das Öl des Niaoulibaumes wird sehr häufig verfälscht. Nur aus zuverlässigen Quellen beziehen!

Duft frisch, eukalyptusähnlich, etwas weicher als Eukalyptus

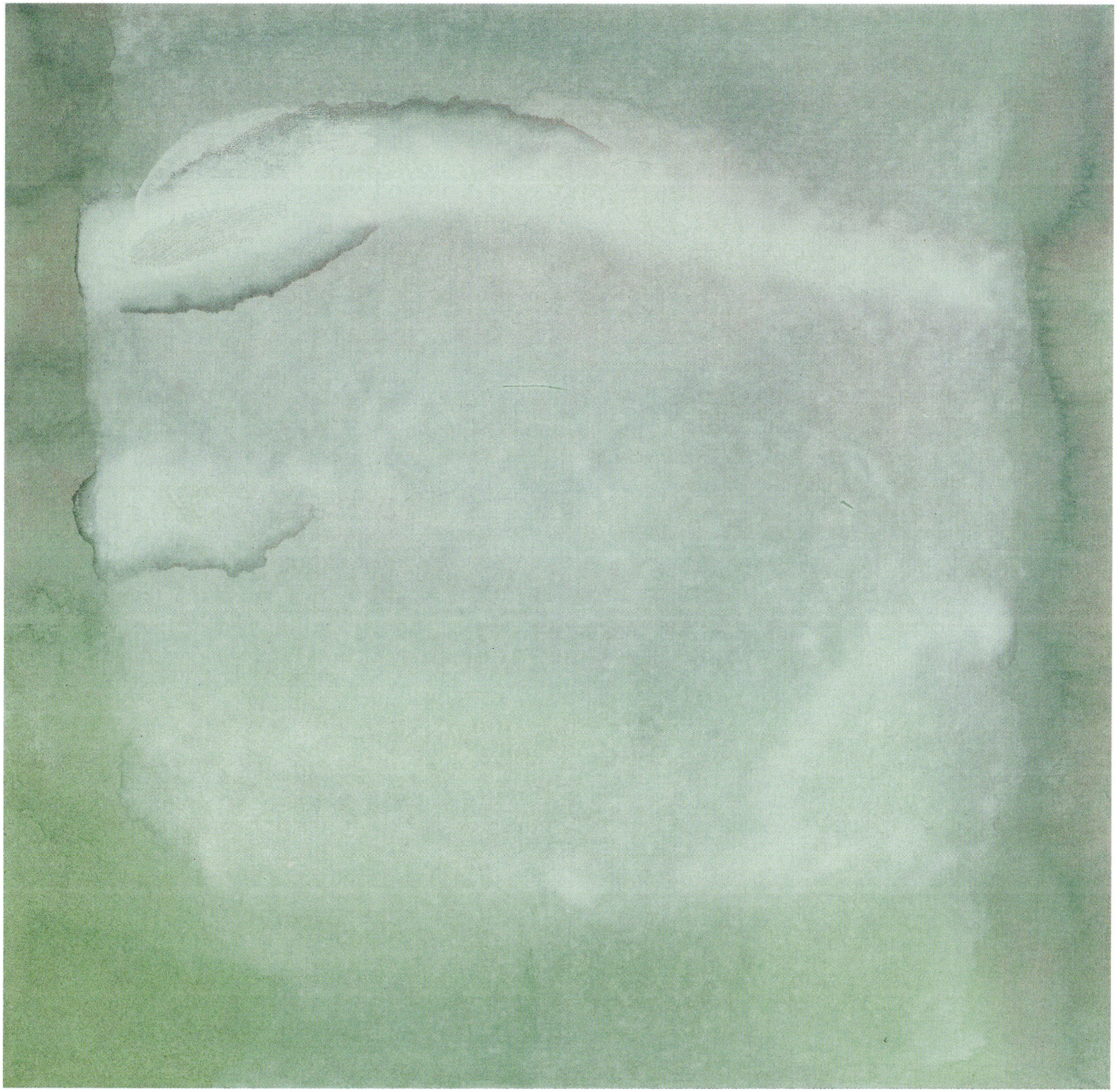

Niaouli

Anwendungsgebiete Das Öl desinfiziert und fördert die Durchblutung des Gewebes. Die Essenz ist aus diesem Grunde prädestiniert für die Wundbehandlung: sie regt das Wachstum des Zellgewebes an, fördert die Vernarbung und beschleunigt die Heilung.

Bei äußerlicher Anwendung hilft die verdünnte Essenz bei Infektionen, da sie Bakterien wie auch Viren bekämpft. Sie kann bei Infektionen der Atem-, Harn- und Genitalwege eingesetzt werden. Dank ihrer entzündungshemmenden Wirkung hilft sie auch bei Arthritis. Niaouli ist ein wunderbares Mittel bei allen Erkältungskrankheiten. Wenn die Beschwerden bereits chronisch sind, sollte man anstelle von Eukalyptus besser Niaouli verwenden. Bevorzugtes Anwendungsgebiet ist daher die Behandlung der weit verbreiteten Nebenhöhlenentzündungen. Durch die entkrampfende Wirkung bringt es Erleichterung bei Asthma-Anfällen.

Das Öl begünstigt die Bildung von Antikörpern und stärkt somit ein angeschlagenes Immunsystem. Insgesamt erweist es sich als ein sehr wertvolles und wirksames Öl.

Seelische Wirkung Das Öl wirkt klärend und bereinigend auf unsere Gedanken- und Gefühlswelt. Es stärkt unsere Fähigkeit, in schwierigen Zeiten die klare Sicht nicht zu verlieren.

Praktische Tipps

- **Für die Sauna:** Einige Tropfen der Essenz ins Aufgießwasser geben. Nie das reine ätherische Öl auf die heißen Steine träufeln, da es Feuer fangen könnte.
- **Nebenhöhlenbeschwerden:** Für eine Dampfinhalation auf 1 Liter heißes Wasser je 1–2 Tropfen Niaouli und Ysop geben.

Vorsicht

Niaouli ist zwar hautfreundlich, doch kann das Öl bei zu hoher Dosierung die Haut auch schädigen.

Orange

Citrus sinensis, Citrus aurantium Apfelsine, Süßorange

Familie
Rautengewächs

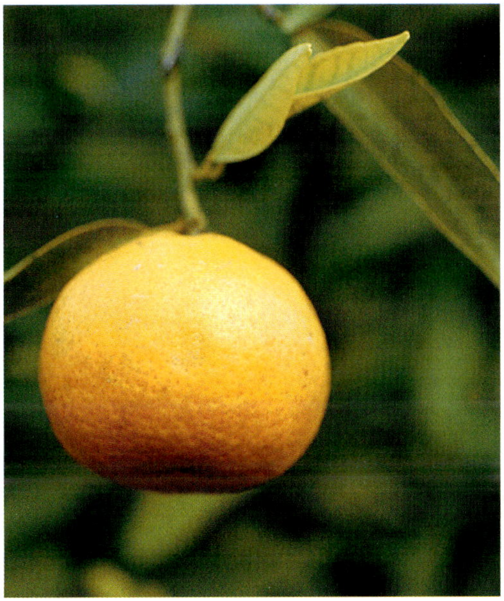

Herkunft Die Pflanze stammt aus China. Kultiviert wird sie vorwiegend auf Sizilien, in Israel, Marokko, Nord- und Südamerika.

Ätherisches Öl Das ätherische Öl wird durch Kaltpressung aus den Schalen der Süßorange gewonnen. Zur Herstellung von 1 kg Essenz werden etwa 250 kg Schalen benötigt.

Besonderheiten Aus den Fruchtschalen der bitteren Orange wird das Pomeranzen- oder Bitterorangenöl hergestellt, das aber in der Aromatherapie selten eingesetzt wird.

Duft hell, klar, frisch, mit fruchtiger Süße

Pflanzenbeschreibung
Die Süßorange ist ein kleiner immergrüner Baum mit glatten, glänzenden Blättern und dornigen Zweigen.

Anwendungsgebiete Orangenöl ist der beste Begleiter bei Schmerzen. Es ist vor und nach Operationen und bei körperlichen Schmerzen allgemein sehr hilfreich. Auch gibt es uns Kraft in Zeiten, in denen wir uns körperlich schwach fühlen. Es löst Verspannungen – bei einem Bad mit ein paar Tropfen Orangenessenz rötet sich die Haut der verspannten Körperteile. Das Öl ist sehr hautpflegend und hilft bei trockener und gereizter Haut.

Seelische Wirkung Der Duft der Orange hilft in Augenblicken der Not, wenn man nicht mehr ein noch aus weiß. Er nimmt die Angst vor dem Unbekannten und ist damit ein wunderbares Mittel, um im Sterbeprozess loslassen zu können. Er gibt das Gefühl, besonders bei starken Schmerzen, begleitet zu sein. Die Botschaft des Orangenduftes ist Fröhlichkeit, Leichtigkeit und auch Wärme. Er vermittelt innere Harmonie, Optimismus und Selbstvertrauen und erzeugt eine heitere, gelassene Atmosphäre. Man stellt eine Duftlampe mit Orangenöl in das Zimmer, wenn man von Schwermut, Ängsten und Zweifeln oder von Schuldgefühlen geplagt wird.

Die Orangen- und Mandarinenessenz sind ausgesprochene Kinderdüfte. Sie sind besonders bei Kindern angezeigt, die Schutz suchen, stark an die Mutter gebunden sind und sich nicht trauen, eigenständig die Welt zu entdecken.

Praktische Tipps

- **Bei großen Anforderungen:** In der Tasche immer ein Fläschchen Orange mitnehmen, ähnlich einem Edelstein. In entsprechenden Situationen den Duft tief einatmen.
- **Sterbebegleitung:** Je 1 Tropfen auf die Handinnenflächen geben und damit im Abstand von 10 bis 20 cm vom Körper über die Aura streichen – vor allem im Kopfbereich. Bei Bedarf Duftstein einsetzen.

Patchouli

Pogostemon patchouli, Pogosternon cablin Patschuli

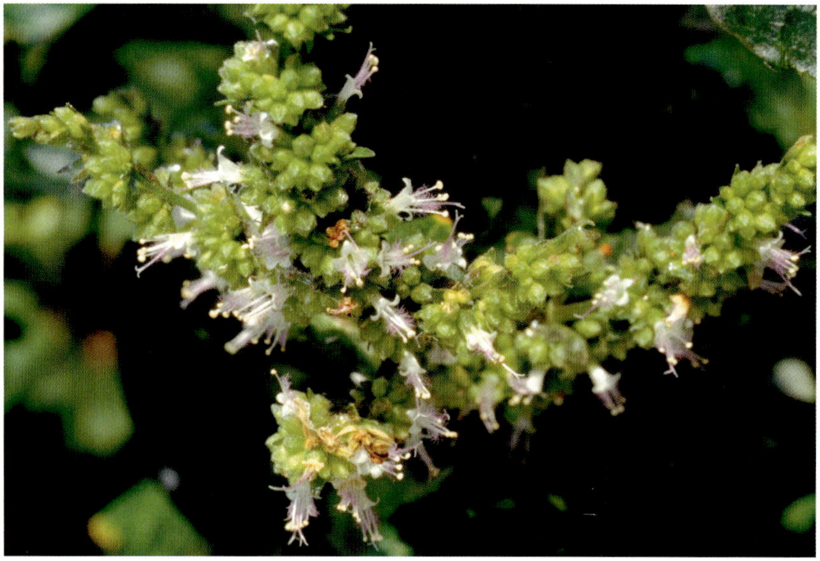

Familie
Lippenblütler

Pflanzenbeschreibung
Die Patchoulipflanze ist eine ausdauernde tropische Minzenart, die ihren Duft erst durch einen Absterbe- und Fermentationsprozess entfaltet.

Herkunft Die Heimat des Patchouli sind Indien und die Philippinen. Die Pflanze wird heute auch in Indonesien, China und Madagaskar angebaut.

Ätherisches Öl Das ätherische Öl wird aus den getrockneten und fermentierten Blättern durch Wasserdampfdestillation gewonnen. Für 1 kg Öl braucht es etwa 35 kg Blätter.

Duft schwer, balsamisch-süß, dunkel, waldig-erdig, intensiv

Patchouli

Anwendungsgebiete Patchouli verbindet uns mit dem Erdpol, mit den vitalisierenden Kräften der Erdenergie. Wenn der Energiefluss im Körper gestört ist, so kann Patchouli das Gleichgewicht wieder herstellen. Wenn wir uns physisch schwach und ausgelaugt fühlen, werden wir mit neuen Kräften aufgeladen.

Das Öl ist ein ausgezeichnetes Hautpflegemittel und besonders für rissige, entzündete und auch reife Haut geeignet. Es verjüngt, belebt, fördert die Bildung von Narbengewebe und strafft schlaffe oder aufgeschwemmte Haut.

Juckreiz (z. B. bei Dermatitis) und seelisch bedingte Hautprobleme werden beruhigt. Mit seinem intensiven, erdig-herben Duft gehört Patchouli zu den wichtigsten natürlichen Duftfixateuren und ist zur Abrundung von Duftmischungen unentbehrlich.

Seelische Wirkung Der schwere, erdverbindende Duft von Patchouli vermittelt Geborgenheit, er verwurzelt uns mit den materiellen Gegebenheiten und macht uns zufrieden mit dem, was ist und wie es ist. Wenn wir uns verunsichert fühlen, stärkt er unser Urvertrauen und hilft, dass wir sinnvolle Verantwortung übernehmen. Seine verführerische Sinnlichkeit weckt unser Unbewusstes und fördert zärtliche, erotische Gefühle.

Praktische Tipps

- **Kraftlosigkeit/Erschöpfung:** Ein paar Tropfen Patchouli in die Handflächen geben, kräftig verreiben und einatmen. Mit verdünnter Patchouli-Essenz den unteren Bauch einreiben. Für Kinder stattdessen echte Kamille verwenden.
- **Neurodermitis:** 8 Tropfen Patchouli, wenig Essig und Molke auf ein Vollbad. Für Einreibungen 4 Tropfen Patchouli auf 1 Esslöffel Macadamia-Nussöl.
- **Gegen Motten:** Patchouli mit Lavendel im Kleiderschrank verdunsten lassen – auf Fließpapier, einen Duftstein, einen Wattebausch oder in ein poröses Duftfläschchen geben.

Pfefferminze

Mentha piperita Minze, Gartenminze

Familie
Lippenblütler

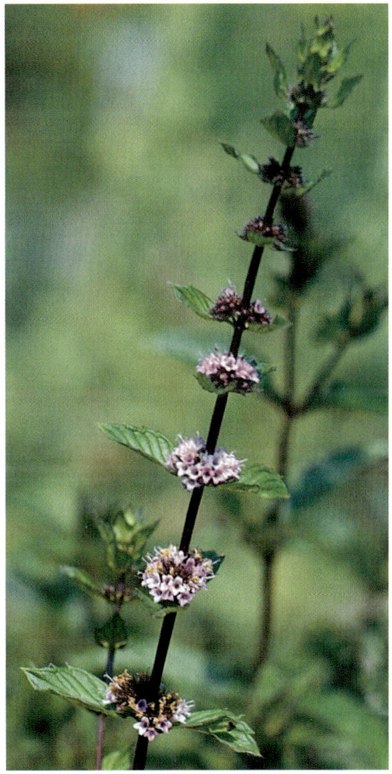

Herkunft Die Pfefferminze ist ein steriler Bastard aus Wasserminze und Grüner Minze, die im 17. Jahrhundert spontan entstanden ist. Sie wird vorwiegend in den USA, aber auch in Europa, Asien, Brasilien und Ägypten angebaut.

Ätherisches Öl Das ätherische Öl wird durch Wasserdampfdestillation aus der ganzen Pflanze gewonnen. Die Pfefferminze enthält rund 1 % Essenz.

Besonderheiten Der Begriff «Minze» ist ein Sammelname für Wasser-, Pfeffer-, Polei-, Acker-, Piemont-, Katzen-, Krause- und Grüne Minze. Unter den verschiedenen Pfefferminzsorten gilt der Typ «Mitcham» als bester Aromalieferant. Das «Japanische Heilpflanzenöl» enthält speziell aufbereitetes Öl der Ackerminze.

Duft frisch, klar, minzig, sehr intensiv

Pflanzenbeschreibung
Mehrjährige Pflanze, mit stark aromatischen Blättern. Eine Vermehrung ist nur durch Ausläufer möglich.

Anwendungsgebiete Pfefferminze hat eine kühlende, entspannende, krampflösende und schmerzstillende Wirkung. Sie fördert die Entleerung der Galle und beeinflusst den Leberstoffwechsel. Sie hilft bei krampfartigen Schmerzen im Magen-Darm-, Nieren- sowie Leber-Gallen-Bereich, bei Migräne und Föhnbeschwerden. Kopfschmerzen, die mit Magenkrämpfen, mit der Verdauung oder mit Nervenschmerzen zusammenhängen, können durch eine punktmäßige Anwendung rund um die Ohren und an den Schläfen gemildert werden. Lokale Einreibungen empfehlen sich bei Verspannungen im Nackenbereich, bei neuralgischen Beschwerden und bei lästigem Juckreiz. Die verdünnte Essenz eignet sich gut für anregende Sport- und erfrischende Massageöle.

Seelische Wirkung Der klare Duft des Pfefferminzöls verbindet Kopf und Bauch, Gefühl und Geist, Verdauung und Bewusstsein. Er hilft uns, wenn wir nicht abschalten können und der Schlaf ausbleibt. Die Essenz erfrischt, besonders bei Müdigkeit und geistiger Erschöpfung. Wenn die Gedanken in unserem Kopf ununterbrochen kreisen, führt uns der Pfefferminzduft zu klarem, konzentriertem Denken zurück und stärkt unser Gedächtnis.

Praktische Tipps

- **Magen- und Darmbeschwerden:** Eine heiße Kompresse auf den Bauch legen. Dazu braucht es auf ½ Liter Wasser je 2 Tropfen Ingwer und Bohnenkraut und 1 Tropfen Pfefferminze.
- **Mundgeruch:** 1 Tropfen Pfefferminze unverdünnt auf einem Finger verteilen und vorsichtig einen Teil davon ablecken. Auch Mundspülungen mit 1 Tropfen auf ½ Glas Wasser sind möglich. In Frage kommen Zitrone, Basilikum, Pfefferminze oder Salbei.
- **Kopfschmerzen infolge Überanstrengung:** 1 Tropfen Pfefferminze mit kreisenden Bewegungen auf Stirn und Schläfen leicht einmassieren.
- **Geistige Erschöpfung:** Eine Mischung von Pfefferminze, Basilikum und Wacholder in die Duftlampe geben. Sich entspannt hinsetzen und den Duft mit tiefen Atemzügen auf sich wirken lassen.
- **Allergischer Juckreiz:** Die verdünnte Essenz einreiben; 4 Tropfen Pfefferminze auf 1 Esslöffel Basisöl.
- **Zur Erfrischung an heißen Sommertagen:** 6 Tropfen Pfefferminze auf ein Vollbad geben. In der Aromalampe macht der Pfefferminzduft die Hitze erträglicher.

Vorsicht

Obwohl die Pfefferminze das Einschlafen fördert, führt sie in manchen Fällen zu Schlaflosigkeit. In hohen Dosen wirkt sie spannungserhöhend. Kleinkinder bis 2½ Jahre sollten mit der Minze nicht in Kontakt kommen.

Rose

Rosa damascena, Rosa centifolia Damascener Rose, Mairose

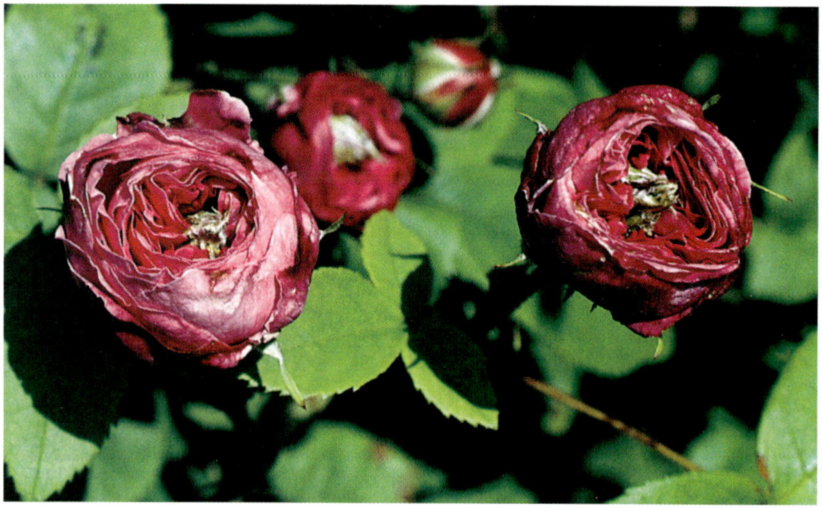

Familie
Rosengewächs

Pflanzenbeschreibung
Die verschiedenen Rosenarten sind von buschigem Wuchs. Ihre Blüten sind eher klein und meist rosafarben. Die Damaszener Rose ähnelt im Aussehen unserer Heckenrose.

Herkunft Wird in Bulgarien, Italien, Tunesien, Marokko, Frankreich und in der Türkei kultiviert.

Ätherisches Öl Das ätherische Öl wird durch Wasserdampfdestillation aus den frischen Blüten gewonnen. Zur Gewinnung von 1 kg Essenz werden rund 5 000 kg Blüten benötigt. Zum Teil wird das Öl durch Extraktion ausgezogen und im Handel als «Absolue» angeboten.

Besonderheiten Das Rosenwasser ist ein Nebenprodukt bei der Herstellung der kostbaren Rosenessenz. Es findet sowohl in der Kosmetikherstellung als auch in der Küche Verwendung. Vorsicht: Es gibt auch synthetisches Rosenwasser, das zum Backen ungeeignet ist.

Duft blumiger, feiner, edler Duft

Rose

Anwendungsgebiete Die Rose kann stressbedingte Zustände wie nervöse Spannungen, Magengeschwüre, Herzleiden usw. beeinflussen. Sie normalisiert den Herzrhythmus und die Blutzirkulation, hilft bei Schlaflosigkeit, die mit Trauer zu tun hat. Das Öl ist leicht menstruationsfördernd und reguliert die Funktionen der weiblichen Geschlechtsorgane.

Die Rosenessenz stärkt das Immunsystem von innen und lindert bei Herpes, Gürtelrose und Ekzemen.

Die Essenz hat eine besonders starke antiseptische Wirkung und ist wertvoll für alle Hauttypen. Besonders wohltuend ist das sanfte Öl für die alternde, trockene oder empfindliche Haut und bei Entzündungen aller Art. Das Rosenöl gilt als Hautverjüngungsmittel.

Seelische Wirkung Der wunderbare Duft der Rose hilft uns, voll Vertrauen loszulassen, einzutauchen in die Gefühle. Die Rosenessenz hilft uns, das Leben in vollen Zügen zu genießen. Sie wirkt depressiver Verstimmung entgegen, öffnet das Herz und stärkt unsere Fähigkeit zu Verständnis, Liebe und Hingabe.

Praktische Tipps

- **Kummer oder Traurigkeit:** 1 Tropfen Rose und 1 Esslöffel Jojobaöl mischen, Herzgegend damit einmassieren.
- **Herzstärkung:** Je 1 Tropfen echte Melisse und Rose mit 1 Esslöffel Sonnenblumenöl mischen. Über der Herzgegend auftragen.
- **Babyöl:** Zur Herstellung eines feinen, milden Hautöls für unsere Kleinsten auf 100 ml Jojoba- oder Macadamia-Nussöl je 2 Tropfen Rose und römische Kamille geben.

Rosenholz

Aniba rosaeodora

Familie
Lorbeergewächs

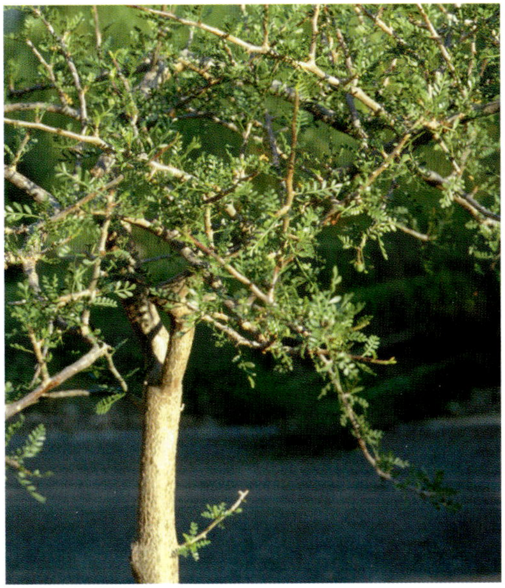

Bursera

Herkunft Brasilien

Ätherisches Öl Das ätherische Öl wird durch Wasserdampfdestillation aus den Holzspänen gewonnen. Es werden etwa 100 kg Baumstammholz für 1 kg Essenz benötigt.

Besonderheiten Weil die letzten Bestände des Rosenholzbaums in den Regenwäldern des Amazonas gefährdet sind, ist der Baum auf die «Schwarze Liste» gesetzt worden. Wer ökologisch verantwortungsvoll handeln will, sollte das Rosenholzöl durch das fast gleichwertige Linaloe-Holz (Bursera penicillata) aus Mexiko ersetzen.

Duft blumig, warm, leicht rosig mit würzig-süßem Hintergrund

Pflanzenbeschreibung
Der Rosenholzbaum der brasilianischen Urwälder ist ein schöner, hoch wachsender Regenwaldbaum. Er braucht sehr lange, bis er seine endgültige Höhe erreicht hat.

Anwendungsgebiete Das Rosenholz wird besonders wegen seines wunderbaren Duftes sehr geschätzt. Da es eine zellregenerierende und desodorierende Wirksamkeit hat und sehr hautfreundlich ist, eignet es sich vorzüglich zur Pflege von trockener, reifer und empfindlicher Haut. Trotz seiner Sanftheit besitzt es aber durchaus interessante Heileigenschaften.

Es hat eine beruhigende und ausgleichende Wirkung, entspannt die Muskulatur und hilft bei Kopfschmerzen, die mit Übelkeit verbunden sind. Gute Ergebnisse wurden auch bei Akne und Dermatitis erzielt.

Seelische Wirkung Der blumig-warme Duft des Rosenholzes entspannt, löst seelische Blockaden und stellt das emotionale Gleichgewicht wieder her. Die Essenz hilft bei innerer Verspannung, bei Nervosität und Stress. Bei Traurigkeit vermag sie die Stimmung aufzuhellen und innerliche Ruhe und Kraft zu spenden.

Der Duft, der neben der warmen, blumig-süßen Note auch verborgene strenge Holzelemente enthält, verbindet unsere männlichen und weiblichen Anteile miteinander.

Praktische Tipps

- **Akne/Dermatitis:** 30 ml Jojobaöl mit 5 Tropfen Rosenholz, 4 Tropfen Teebaum und 6 Tropfen Wacholder mischen. Auf den betroffenen Stellen auftragen.
- **Zur Pflege reifer und empfindlicher Haut:** Eine Mischung aus 1 Tropfen Rose und 8 Tropfen Rosenholz auf 30 ml Aprikosenkernöl macht die Haut weich und geschmeidig und wirkt der Faltenbildung entgegen.
- **Für eine ausgleichende Ganzkörpermassage:** 12 Tropfen Rosenholz auf 2 Esslöffel Basisöl.

Rosmarin

Rosmarinus officinalis

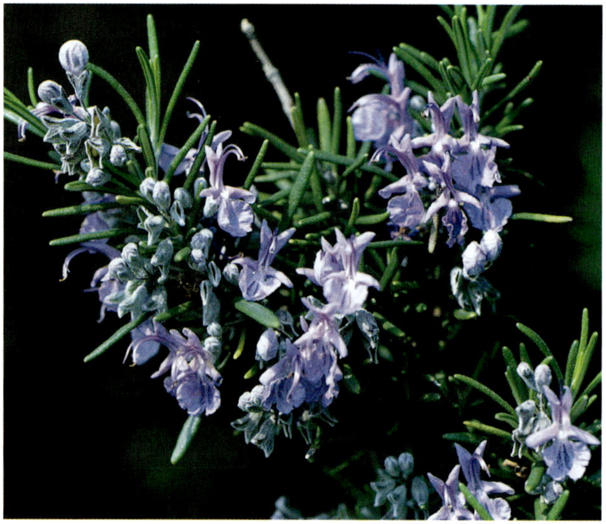

Familie
Lippenblütler

Pflanzenbeschreibung
Der Rosmarin ist ein wärmebedürftiger immergrüner Strauch, der stark aromatisch duftet und über 2 m hoch werden kann. In seiner Heimat wächst er üppig an trockenen Hängen. Seine Nadeln sind spitz.

Herkunft Der Rosmarin stammt aus dem Mittelmeergebiet. Er wird heute weltweit kultiviert, Hauptanbaugebiete sind aber immer noch Frankreich, Marokko, Tunesien und Spanien.

Ätherisches Öl Das ätherische Öl wird durch Wasserdampfdestillation aus dem blühenden Kraut gewonnen. Die Ausbeute liegt bei rund 1 %.

Besonderheiten Salben und Pflaster, die bei Nervenschmerzen sowie Rheuma eingesetzt werden, haben häufig Rosmarin-Zusätze. Rosmarin ist auch Bestandteil von Haarwaschmitteln, Seifen, Eau de Cologne und anderen Kosmetika.

Duft kräftig, waldig-kräuterartig, streng

Rosmarin

Anwendungsgebiete Rosmarin führt durch seinen Einfluss auf die Nebennierenrinde, der eine Adrenalinausschüttung auslöst, zu einem erhöhten Blutdruck. Für «Morgenmuffel» hat er sich deshalb als Muntermacher bewährt. Die Essenz hat eine ausgeprägte Wirkung auf die Muskeln, deren Beweglichkeit durch das Einreiben mit Rosmarin verbessert wird.

Dem Rosmarin ist eine speziell aggressive Kraft eigen, die beim Menschen dem Leber-Galle-Bereich entspricht. Er regt die Funktionen der beiden Organe an, indem er Produktion und Ausscheidung der Gallenflüssigkeit fördert. Die Essenz beruhigt bei krampfartigen Gallenbeschwerden und unterstützt Therapien bei Gallenblasenentzündung, Gallensteinen, Gelbsucht und Leberzirrhose.

Beim Rosmarin besteht eine enge Verbindung zur Kopfregion, die durch entsprechende Anwendungen stark durchblutet wird. Damit lassen sich auch die konzentrationsfördernden und gedächtnisstärkenden Eigenschaften dieses ätherischen Öls erklären.

Seelische Wirkung Bei Trägheit sowie Antriebs- und Willensschwäche hilft der klare Rosmarinduft, innere Kräfte zu mobilisieren, gestaute Aggressionen abzubauen und die eigenen Ich-Kräfte zu stärken. Verunsicherten Menschen, die stark introvertiert sind und sich leicht bevormunden lassen, kann er helfen, Kräfte zu sammeln, den eigenen Willen durchzusetzen und aktiv ins Geschehen einzugreifen.

Praktische Tipps

- **Tiefer Blutdruck:** Vollbad mit 8 Tropfen Rosmarin zur Förderung der Durchblutung. Zusätzlich viel Bewegung und gutes, tiefes Atmen.
- **Morgenmüdigkeit:** In das mit kaltem Wasser gefüllte Waschbecken 5 Tropfen Rosmarin geben. Unterarme im Wasser bewegen. Mit dem Wasser kann man auch den ganzen Körper waschen (einen Waschlappen tränken). In dieser Zeit auf Kaffee verzichten!
- **Kalte Füße:** Warmes Fußbad mit etwa 6 l Wasser und je 3 Tropfen Rosmarin und Ingwer.
- **Muskelkater:** 1 Esslöffel Mandelöl mit 6 Tropfen Rosmarin und 4 Tropfen Majoran mischen. Betroffene Stellen lockernd massieren.

Vorsicht
Rosmarin sollte bei Bluthochdruck und während der Schwangerschaft nicht benutzt werden. Bei abendlicher Anwendung kann das Öl zu Schlafstörungen führen. Bei empfindlichen Menschen kann die Essenz Hautreizungen verursachen.

Salbei

Salvia officinalis Gartensalbei

Familie
Lippenblütler

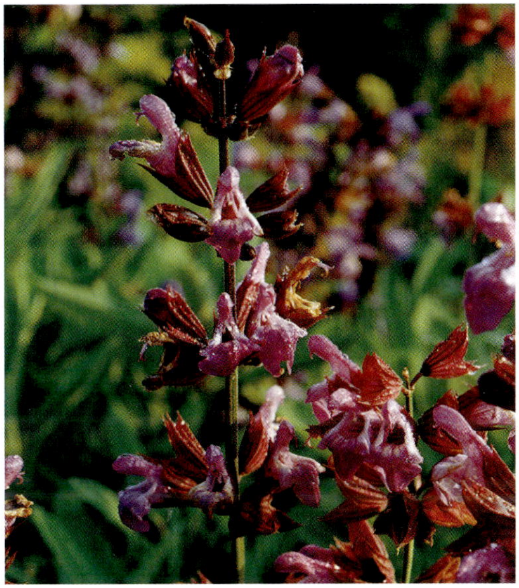

Herkunft Der Salbei ist im Mittelmeergebiet heimisch. Er stammt vermutlich aus Dalmatien und Mazedonien. Die Pflanze wird in zahlreichen europäischen Ländern kultiviert.

Ätherisches Öl Das ätherische Öl wird durch Wasserdampfdestillation aus der ganzen Pflanze gewonnen. Die Ausbeute liegt bei 1 bis 2 %.

Besonderheiten Der Name «Salbei» kommt vom lateinischen Wort «salvare» (retten, heilen) – die Pflanze galt früher als heilig. Salbeiöl wird bei der Herstellung von Zahnpaste und Mundwasser sowie in der Seifenproduktion verwendet.

Duft herb, frisch-würzig, kräuterartig und warm

Pflanzenbeschreibung
In seiner Heimat sind ganze Berghänge mit dem kleinen immergrünen Salbei überwachsen.
Die besten Sorten kommen aus den Ursprungsgebieten. Als Gewürz- und Arzneipflanze wird der Halbstrauch auch im nördlichen Europa angebaut.

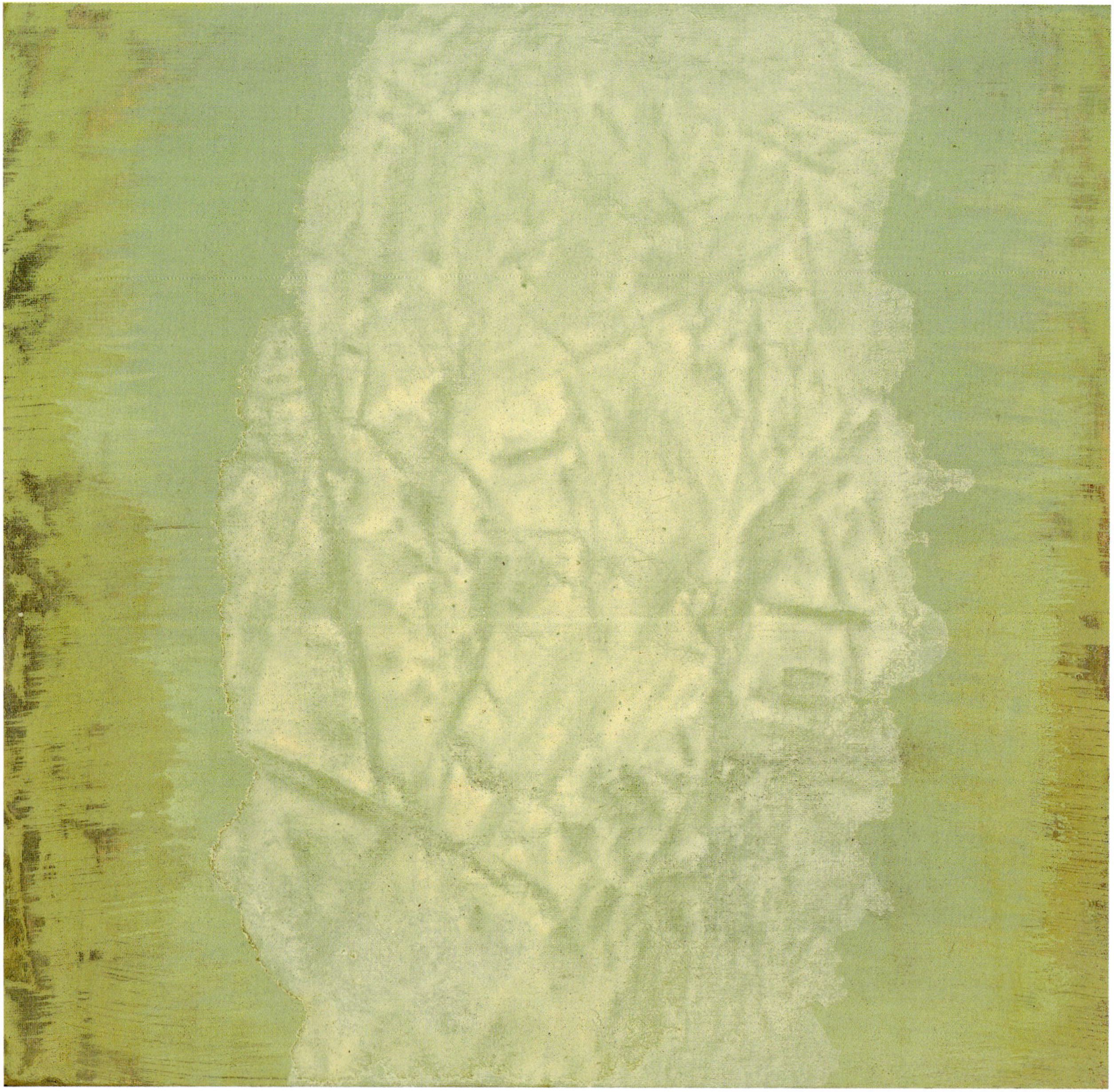

Salbei

Anwendungsgebiete Der Salbei ist eine der wichtigsten Heilpflanzen. Hervorzuheben ist in erster Linie seine stark reinigende Wirkung. Die Essenz entgiftet die Haut, verbessert ihre Durchblutung und macht sie weich, fest und feuchtigkeitsreich. Aufgrund dieser Eigenschaften wird die Essenz bei Haut- und Kopfhauterkrankungen, Ekzemen und bei Akne angewendet. Auch beseitigt sie unangenehmen Körpergeruch und schlechten Atem. Salbei hat einen besonderen Bezug zum Halsbereich. Entzündungen im Mund- und Rachenraum (Mundschleimhautentzündung, Angina, Aphthen) lassen sich sehr gut mit Salbei behandeln.

Salbei hat ausgeprägte hormonale Eigenschaften. Er hilft, natürliche Grenzen zu akzeptieren, wie sie sich im Klimakterium bemerkbar machen. Seelisch bedingtes übermäßiges Schwitzen, Schweißausbrüche während des Klimakteriums und nächtlicher Schweiß werden auf ein normales Maß reduziert. Beim Abstillen bremst Salbei die Milchproduktion.

Seelische Wirkung Die reinigende Eigenschaft des Salbeis wirkt auch auf der seelisch-geistigen Ebene. Wir können den Duft zur Reinigung der Aura und zur Unterstützung von inneren Reinigungsprozessen verwenden. Auch auf der seelischen Ebene hilft er uns, das richtige Maß zu finden. Das gilt besonders für diejenigen Menschen, die zu einem Helfersyndrom neigen. Es sind Menschen, die – aus einer inneren Schwäche heraus – stets nur geben, dabei rasch erschöpft sind und unter Energiemangel leiden. Sie werden vom Duft unterstützt, sich besser abzugrenzen und dem endlosen Geben, dem Zerfließen, ein Ende zu setzen.

Praktische Tipps

- **Übermäßiges Schwitzen:** 2 Tropfen Salbei, 4 Tropfen Zypresse und 3 Tropfen Bergamotte in ein warmes Vollbad geben.
- **Schweißfüße:** Fußbäder mit 6 Liter körperwarmem Wasser, 2 Esslöffeln Essig, je 2 Tropfen Zitrone, Zypresse und Salbei.
- **Halsschmerzen:** Zum Gurgeln auf 1 Glas warmes Wasser wenig Essig, 2 Tropfen Teebaum und 1 Tropfen Salbei geben.
- **Zahnfleischbluten/Mundpflege:** Ein halbes Glas Wasser mit 1 Teelöffel Alkohol, 2 Tropfen Zitrone und 1 Tropfen Salbei mischen. Einige Minuten gurgeln. Flüssigkeit im Mund hin- und herbewegen.

Vorsicht

Den Salbei nicht länger als 3 Wochen und nur in geringen Dosierungen verwenden, da er Vergiftungserscheinungen hervorrufen und Epilepsie auslösen kann. Während der Schwangerschaft ganz auf Salbei verzichten!

Sandelholz

Santalum album

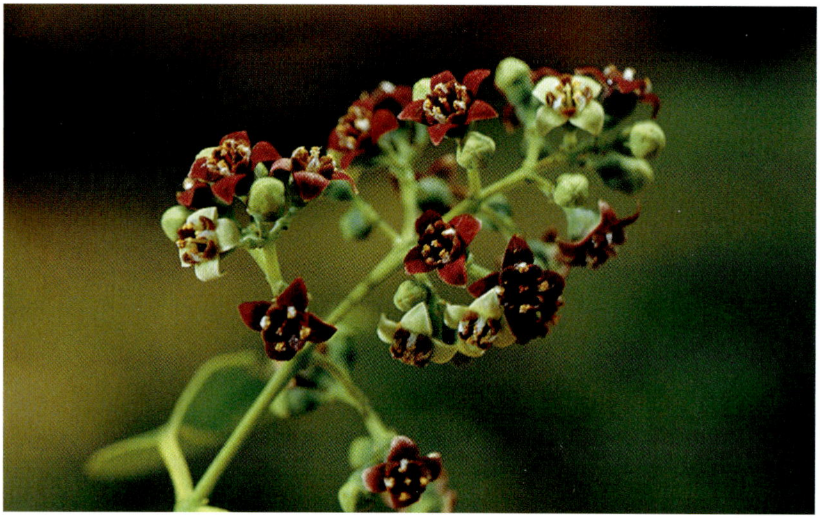

Familie
Sandelholzgewächs

Pflanzenbeschreibung
Der immergrüne Sandelholzbaum ist klein und wächst nur sehr langsam. Er zählt zu den Halbschmarotzern. In Indien wird er als heilig verehrt. Die nur noch in geringer Zahl vorhandenen Bäume sind gefährdet und dürfen nur unter staatlicher Kontrolle verwertet werden.

Herkunft Südostasien, vor allem Mysore (Ostindien)

Ätherisches Öl Das ätherische Öl wird durch Wasserdampfdestillation aus dem zerkleinerten Kernholz gewonnen. Es werden etwa 20 kg Holz benötigt, um 1 kg Essenz herzustellen. Die Destillationszeit liegt bei etwa 100 Stunden.

Besonderheiten Beim Kauf ist auf die ostindische Herkunft des Öls zu achten. Westindische Qualitäten, die eigentlich Amyrisöle heißen und einer anderen botanischen Familie angehören, sind preisgünstiger, aber haben keine nachweisbare aromatherapeutische Wirkung.

Duft balsamisch-süßer, samtig-warmer, lang anhaltender Holzduft

Sandelholz

Anwendungsgebiete Sandelholz wirkt vorwiegend auf den Unterleib, auf Harn- und Geschlechtsorgane. Es wird eingesetzt zur Behandlung von Infektionen der Harnwege, insbesondere bei Blasen- und Harnröhrenentzündung. Die Essenz hat sich auch bei chronischer Bronchitis, trockenem Reizhusten sowie Hals- und Kehlkopfentzündung bewährt. Das Sandelholzöl ähnelt stark dem männlichen Sexualhormon Testosteron. Es regt die Bildung von Geschlechtshormonen an und fördert die Sexualkraft.

Sandelholz gehört zu den mildesten und hautverträglichsten Ölen. Es entfaltet seinen Duft am besten auf der Haut. Es lindert bei juckender, entzündeter und trockener Haut und hilft bei Akne.

Seelische Wirkung Wenn wir uns körperlich schwach und erschöpft fühlen, gibt uns der Sandelholzduft Schwung und neue Kraft. Er vermittelt zwischen den verschiedenen Ebenen des Menschen und aktiviert spirituelle Energien. Die Essenz bietet Schutz gegen negative Einflüsse und Gedanken und reinigt unsere Aura. Daher ist es auch sinnvoll, diesen Duft bei der Meditation zu verwenden. Der warme Duft ist Balsam für die Seele, er wirkt sinnlich anregend und versetzt uns in eine angenehme, gelassene und wohlige Stimmung.

Praktische Tipps

- **Trockene Haut:** Auf 25 ml Mandelöl und 5 ml Avocadoöl 12 Tropfen Sandelholz und 1 Tropfen Rose geben.
- **Rückenbeschwerden:** 2 Tropfen Sandelholz, 1 Tropfen Weihrauch und 2 Tropfen Zypresse mit 1 Esslöffel Basisöl mischen. Schmerzende Stellen und Lendengegend mit dem Öl massieren.
- **Trockenes Ekzem:** 30 ml Ringelblumenöl mit 10 Tropfen Sandelholz, 4 Tropfen römischer Kamille, je 3 Tropfen Geranium und Lavendel mischen.

Teebaum

Melaleuca alternifolia Tea Tree, Ti Tree, Ti-Baum

Familie
Myrtengewächs

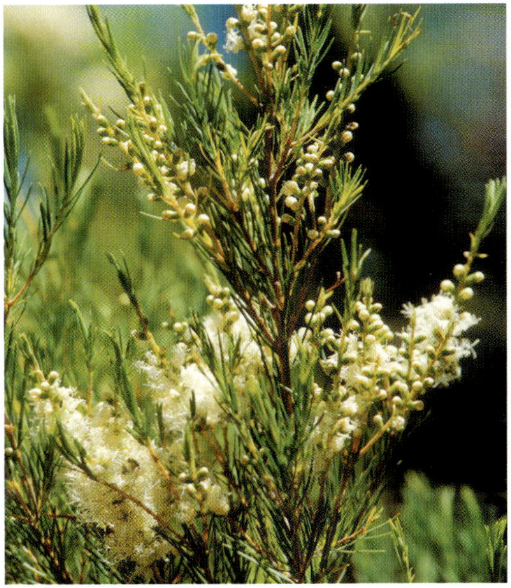

Herkunft In Australien gibt es über 300 Teebaum-Arten. Die Varietät, aus der die qualitativ beste Essenz gewonnen wird, gedeiht an der Nordküste von Neusüdwales.

Ätherisches Öl Durch Wasserdampfdestillation wird aus 50 bis 100 kg Blättern 1 Liter Öl gewonnen.

Besonderheiten Weil das Teebaumöl vorwiegend streng therapeutisch eingesetzt wird, sollte nur eine anerkannte Qualität verwendet werden. Als Kriterium gilt der Gehalt an hautreizendem Cineol, der bei den feinsten Ölen weniger als 4 % beträgt.

Duft intensiv würzig, streng

Pflanzenbeschreibung
Der Teebaum wird bis 6 m hoch und hat schmale, federartige Blätter. Man findet ihn in sumpfigen Gebieten.

Anwendungsgebiete Aufgrund seiner hervorragenden Wirkung bei Pilzbefall, Viren und Bakterien ist das Spektrum möglicher Anwendungen sehr groß. Bemerkenswerte Erfolge erzielt man bei Erkältungen, Hals-, Zahnfleisch- und Scheidenentzündungen, bei Wunden, Prellungen und Sonnenbrand. Einreibungen helfen bei Akne und Furunkeln, bei Dermatitis und anderen juckenden Hautleiden. Zahlreiche positive Erfahrungen wurden bei der Behandlung von Hautpilzerkrankungen, beispielsweise beim schwierig zu behandelnden Fußpilz, gemacht. Bei Fieberbläschen beschleunigt das Öl die Heilung und verhindert die Bildung neuer Bläschen. Gute Qualitäten sind sehr hautfreundlich und können ohne Bedenken unverdünnt aufgetragen werden.

Seelische Wirkung Der strenge Teebaumduft hilft uns, unser «Ich» zu verteidigen, damit wir den Raum einnehmen können, den wir für unser Dasein brauchen.

Praktische Tipps

- **Fuß- und Nagelpilz:** Die befallenen Stellen bis zur vollständigen Heilung zweimal täglich mit der reinen Essenz einreiben. Im Falle eines Nagelpilzes braucht es etwa 3 Monate, bis wieder ein neuer Nagel nachgewachsen ist.
- **Reinigungsöl für das Gesicht:** 30 ml Mandelöl mit 3 Tropfen Teebaum und je 7 Tropfen Lavendel und Myrte mischen. Das Öl zur Reinigung auf eine Watterondelle geben.
- **Fieberbläschen:** Bei ersten Anzeichen die unverdünnte Essenz mit einem Wattestäbchen direkt auf das Bläschen tupfen.

Thymian

Thymus vulgaris Gartenthymian

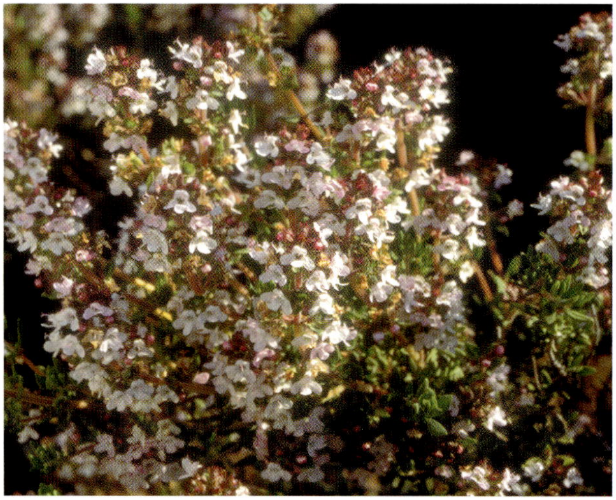

Familie
Lippenblütler

Pflanzenbeschreibung
Der kleine, hocharomatische Zwergstrauch ist extrem wärmebedürftig und benötigt zudem trockenen Boden. Im Mittelmeerraum sind die Felsenheiden und die immergrünen Buschwälder mit Thymian überwachsen.
Die Blüten, welche von den Bienen sehr geschätzt werden, liefern den bekannten Thymianhonig.

Herkunft Der Thymian ist im westlichen Mittelmeergebiet beheimatet. Er wird heute in ganz Europa und in den USA kultiviert, ist aber nördlich der Alpen nicht immer winterhart.

Ätherisches Öl Die Essenz wird durch Wasserdampfdestillation aus dem ganzen blühenden Kraut gewonnen. Zur Herstellung von 1 kg Essenz braucht es 100 bis 150 kg Kraut.

Besonderheiten Man unterscheidet zwischen rotem und weißem Thymian, wobei das selten angebotene weiße Thymianöl sanftere Eigenschaften hat und auch für Kinder verträglich ist. Quendel oder Feldthymian (Thymus serpyllum) ist etwas schwächer in der Wirkung als Gartenthymian.

Duft würzig, kräuterartig, herb-süß, stark

Thymian

Anwendungsgebiete Der Thymian ist voller Feuerkraft und erfüllt alles mit neuer Energie. Die Essenz dieser Pflanze gehört zu den Ölen mit der höchsten antiseptischen und antitoxischen Wirkung. Sie regt die Bildung weißer Blutkörperchen an und stärkt Immunsystem, Körper und Geist.

Thymianöl gehört aufgrund der Zusammensetzung zu den Ölen mit den meisten heilenden Eigenschaften. Thymian ist in erster Linie wirksam bei körperlicher Schwäche, Darminfektionen, rheumatischen Erkrankungen und bei Entzündungen der Atemwege. Als wirksames krampflösendes Mittel hilft er bei Krampf- oder Keuchhusten, Bronchialasthma und nervösen Magenkrämpfen. Die Essenz beugt Infektions- und Erkältungskrankheiten vor. Sie stärkt die Abwehr- und Lebenskräfte.

Dank ihrer wärmenden, feurigen Kraft hilft das Öl bei Durchblutungsstörungen, Kältegefühl und Haarausfall.

Seelische Wirkung Die stechende Schärfe des Duftes symbolisiert die im Thymian enthaltenen starken kämpferischen Kräfte. Bei seelischen Schwächezuständen hilft er uns bei der Selbstverteidigung. Er gibt Mut, Kraft und Zähigkeit, mit Auseinandersetzungen fertig zu werden, sich nach außen abzugrenzen und den notwendigen Widerstand für einen geistigen Kampf zu mobilisieren.

Thymian aktiviert das Gehirn, stärkt das Gedächtnis und steigert die Konzentrationsfähigkeit. Er schenkt uns zudem Wärme und Mitgefühl.

Praktische Tipps

- **Zur Steigerung der Immunabwehr:** Auf ein Vollbad 4 Tropfen Thymianessenz geben. Wenn man ein robustes Herz hat, ist es von Vorteil, möglichst heiß zu baden (Temperatur langsam ansteigen lassen). Das Bad ist besonders zu empfehlen, wenn eine Erkältung im Anzug ist, wenn man schwere Glieder hat.
- **Kältegefühl:** 30 ml eines Trägeröls mit 4 Tropfen Ingwer, 3 Tropfen Thymian, 2 Tropfen Angelika und 6 Tropfen Patchouli mischen. Damit vor allem die Füße und die Nierengegend kräftig massieren um die Durchblutung anzuregen.
- **Rheuma:** In ein Vollbad je 3 Tropfen Wacholder, Thymian und Bohnenkraut geben (am besten morgens). Für ein Körperöl 100 ml/1 dl Sesamöl mit je 8 Tropfen Bohnenkraut und Latschenkiefer, 6 Tropfen Thymian und 20 Tropfen Wacholder mischen. Schmerzhafte Stellen zweimal täglich kräftig einreiben.

Vorsicht
Thymian ist stark hautreizend. Zu hohe Dosierungen können die Leber schädigen. Nicht bei Schilddrüsen-Überfunktion und nicht in der Schwangerschaft anwenden. Thymian-Essenz (rot) ist für Kleinkinder nicht geeignet! Stattdessen verwende man Thymiantee zum Trinken, für Waschungen oder als Zusatz für das Badewasser. Der weiße Thymian (Chemotyp Linalol) auch Zitronenthymian genannt, ist hautfreundlicher und im Gegensatz zum roten Thymian auch bei Kindern verwendbar (z. B. bei Hustenattacken 3 Tropfen Lavendel fein und 3 Tropfen Thymian Linalol auf ein Tuch neben das Kopfkissen legen).

Wacholder

Juniperus communis Wacholderbeeren, Wacholderholz

Familie
Zypressengewächs

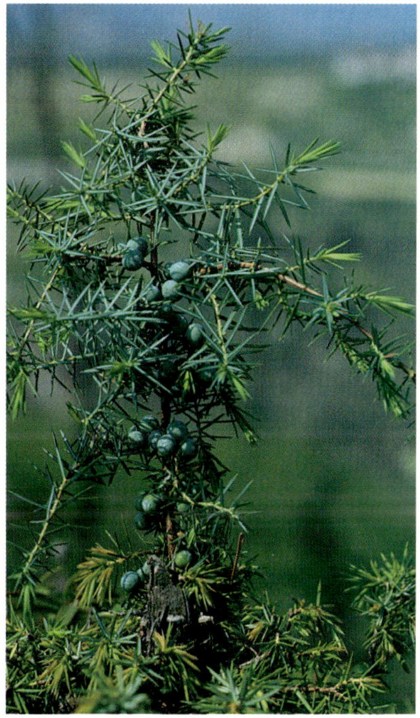

Herkunft Der Wacholder ist in Europa, Nordasien und Nordamerika heimisch. Das ätherische Öl stammt vorwiegend aus dem ehemaligen Jugoslawien, aus Italien und Albanien.

Ätherisches Öl Das ätherische Öl wird durch Wasserdampfdestillation aus den getrockneten Wacholderbeeren oder aus dem zerkleinerten Holz gewonnen. Die Ausbeute schwankt zwischen 0,2 und 2 %.

Besonderheiten Bekannt sind Wacholderschnäpse, beispielsweise Gin, Genever oder Steinhäger, welche appetitanregende und verdauungsfördernde Eigenschaften aufweisen. Der Wacholder steht in Deutschland und Österreich unter Naturschutz. Die Pflanze kommt als guter Geist in Sagen und Volksmärchen vor. Aus dem Holz einer anderen Wacholderart (J. oxycedrus) wird das ätherische Cadeholz-Öl gewonnen, welches ungewöhnliche Eigenschaften bezüglich Haut und Haarboden aufweist.

Duft kraftvoll, krautig, aromatisch, würzig

Pflanzenbeschreibung
Der Wacholder ist eine immergrüne Gebirgspflanze, welche an steinigen Berghängen in Europa und Nordamerika wächst. Erstaunlicherweise fühlt sich die Pflanze aber ebenso wohl auf Heide- und Moorböden. Der Name «Wacholder» bedeutet «wacher, munter machender Strauch».

Wacholder

Anwendungsgebiete Der Wacholder hat eine starke, tief greifende Reinigungskraft auf den Organismus, insbesondere auf den Stoffwechsel. Er entgiftet, wirkt harntreibend und reinigt das Blut. Das aus den Beeren gewonnene Öl kann unterstützend bei Rheuma, Gicht, Arthritis und Cellulite eingesetzt werden. Ebenso ist die Essenz das richtige Mittel zur Unterstützung einer Fastenkur, um sich besser von unreinen Dingen befreien zu können.

Die Wacholderessenz empfiehlt sich bei Akne, Ekzemen und Hautunreinheiten, wobei neben den entgiftenden und reinigenden Eigenschaften auch die keimtötende Wirkung eine Rolle spielt. Der Wacholder hat einen starken Bezug zum Wasserelement. Er hilft überall dort, wo es zu Wasseransammlungen gekommen ist, wo etwas nicht mehr fließt. Diese wassertreibende und entschlackende Wirkung wird bei Nieren- und Blasenbeschwerden genutzt.

Seelische Wirkung Wacholder hat einen starken Bezug zum Seelischen und zum Thema «Loslassen». Er hilft uns, Altes, Verschmutztes, «Müll» loszulassen. Die stark reinigende Kraft der Pflanze wirkt auf allen Ebenen. Durch den Duft kann auch unsere Gedankenwelt gereinigt werden, so dass wir wieder eine optimistische und lebensfrohe Sicht der Dinge gewinnen. Negative Energien können gelöst und schlechte Schwingungen neutralisiert werden. Er eignet sich gut zur Reinigung von Räumen vor der Meditation und zur Reinigung unserer Aura.

Praktische Tipps

- **Nässendes Ekzem:** 6 Tropfen Wacholder, je 4 Tropfen Geranium und Lavendel sowie 2 Tropfen römische Kamille mit 30 ml Ringelblumenöl mischen.
- **Blasenentzündung:** Je 2 Tropfen Eukalyptus und Wacholder sowie 1 Tropfen Sandelholz auf ½ Liter heißes Wasser geben. Als Kompresse im Blasenbereich auflegen. Für Sitzbäder die Mengen verdoppeln.
- **Arthritis:** 30 ml Johannisöl mit 4 Tropfen blauer Kamille, 6 Tropfen Wacholder und 4 Tropfen Thymian mischen. Krankes Gelenk täglich zweimal einmassieren.
- **Entschlackungsbad:** Pro Vollbad ¼ Liter Milch und 6 Tropfen Wacholder. Als Kur geeignet, aber nicht länger als 4 Wochen anwenden.
- **Gesichtskompressen:** 1 Liter heißes Wasser, wenig Molke, je 3 Tropfen Wacholder und Lavendel. Zur Hautreinigung zweimal wöchentlich.

Vorsicht
Während der Schwangerschaft sowie bei akuter Nierenerkrankung soll Wacholder nicht verwendet werden.

Weihrauch

Boswellia carterii, Boswellia thurifera u. a. Arten
Olibanum, Frankincense

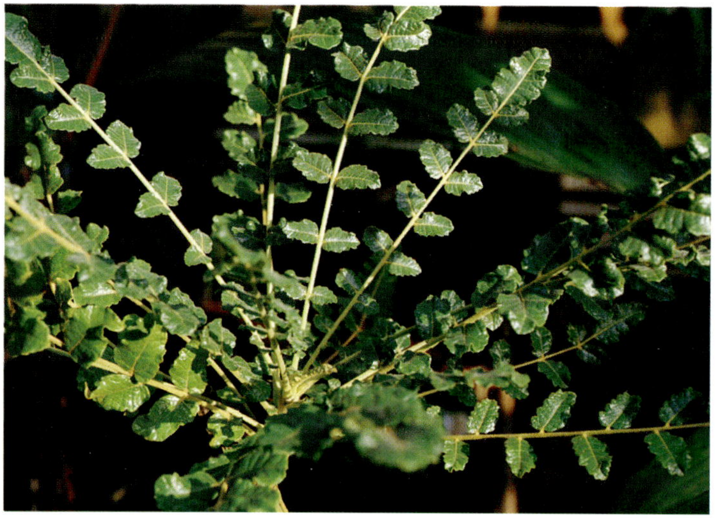

Familie
Balsamstrauchgewächs

Pflanzenbeschreibung
Der an Harz reiche Weihrauchbaum ist verhältnismäßig klein und zierlich. Er fällt durch seinen gedrückten und spiralförmigen Wuchs auf und erinnert in seiner Gestalt an einen kleinen Obstbaum.

Herkunft Der Weihrauch ist in den Küstengebieten Südarabiens beheimatet. Er wächst vorwiegend in Äthiopien, Somalia und Ägypten.

Ätherisches Öl Das Öl wird durch Extraktion und anschließende Wasserdampfdestillation aus dem Harz gewonnen. Für 1 kg Öl braucht es etwa 20 kg Gummiharz.

Besonderheiten Der Libanon, dessen Wälder balsamische Harze liefern, hat den gleichen Namensursprung wie der Weihrauch, auch Olibanum genannt.

Duft balsamisch-würzig, holzig

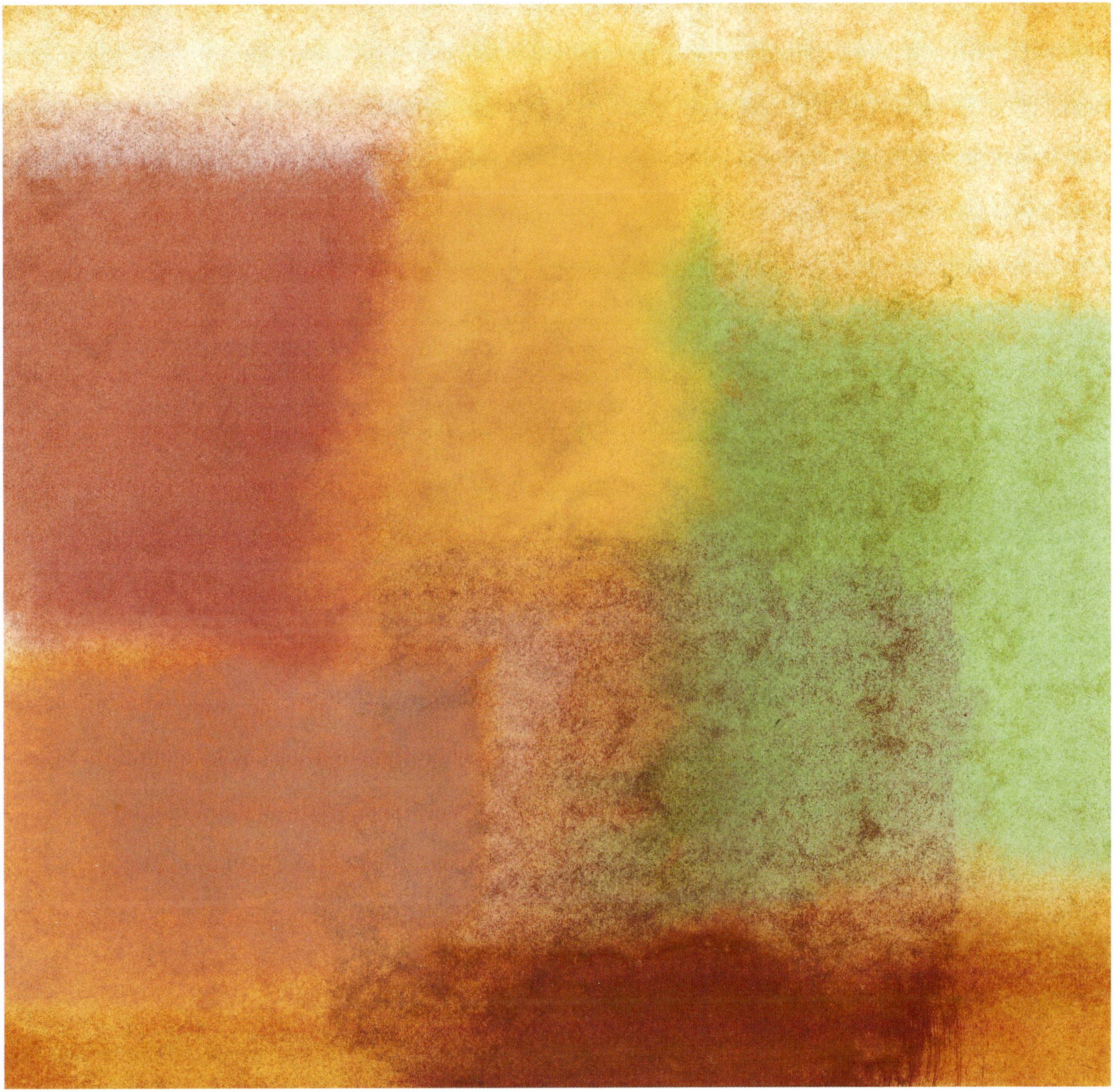

Weihrauch

Anwendungsgebiete Der Weihrauch ist eine sehr wichtige Essenz, die insbesonders auf die Seele wirkt. Sie hat aber auch außergewöhnliche Eigenschaften im kosmetischen Bereich: sie pflegt und regeneriert die reife, feuchtigkeitsarme Haut und gibt ihr wieder Spannkraft.
Die Essenz hat entzündungshemmende Eigenschaften, sie heilt infizierte Wunden und verzögert die Faltenbildung und andere altersbedingte Hautveränderungen.
Der Weihrauch ist hilfreich bei Entzündungen der Atemwege, vor allem bei chronischer Bronchitis, bei Husten und Katarrh.

Seelische Wirkung Der balsamische Weihrauchduft dient der geistig-spirituellen Reinigung und führt zu einer Atmosphäre des Friedens und der inneren Ruhe. Er wirkt stark reinigend und klärend auf unsere Gedanken und auf den Astralkörper, macht uns durchlässig für kosmische Energien und fördert so die spirituelle Arbeit und unsere medialen Fähigkeiten. Er hat durch seine hohe Schwingung eine bewusstseinserweiternde Wirkung und ist bestens geeignet für Gebet und Meditation. Die Essenz lässt unsere Atmung langsamer werden. Sie lenkt unsere Sinne nach innen und gibt uns so ein Gefühl von innerer Ruhe und Zufriedenheit.

Praktische Tipps

- **Zur medialen Öffnung:** Weihrauch und Myrrhe in die Duftlampe geben.
- **Reife Haut:** Ein pflegendes Gesichtsöl lässt sich aus 30 ml Jojobaöl, 6 Tropfen Weihrauch und 10 Tropfen Rosenholz herstellen.

Ylang-Ylang

Cananga odorata Cananga

Familie
Flaschenbaumgewächs

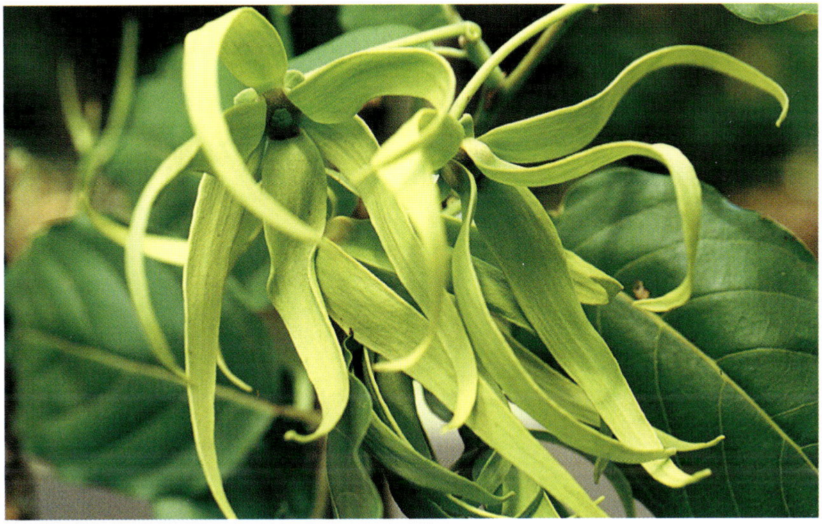

Herkunft Ylang-Ylang wächst wild und in Kulturen auf den Komoren, den Philippinen, auf Madagaskar, La Réunion und Haiti.

Ätherisches Öl Die Essenz wird durch Wasserdampfdestillation aus den frischen Blüten gewonnen, die etwa 2 % ätherisches Öl enthalten.

Besonderheiten Ylang-Ylang heißt auf malaysisch «Blume der Blumen». Bei der Essenz mit dem Namen Ylang-Ylang «complet» handelt es sich um ein vollständig destilliertes Öl (Destillationszeit 24 Stunden) von besonders guter Qualität.

Duft schwerer, narkotisierender, blumiger Duft mit erotischer Ausstrahlung

Pflanzenbeschreibung
Der immergrüne Ylang-Ylang-Baum wird bis zu 20 m hoch und hat große, gelblichweiße Blüten, welche einen intensiven, süßen Duft verströmen.

Anwendungsgebiete Ylang-Ylang wirkt entspannend, entkrampfend und schmerzlindernd und hilft bei nervösen Erschöpfungszuständen, die auf Übererregbarkeit und innere Verkrampfung zurückzuführen sind. Herzjagen und unangenehmes Herzklopfen sind weitere Einsatzgebiete.
Ihre entspannenden Eigenschaften entfaltet die Essenz sehr augenfällig bei einer Gesichtsmassage mit dem verdünnten Öl. Ylang-Ylang ist sehr hautfreundlich, verstärkt die Hautsensibilität und gilt als verjüngendes Schönheitsmittel. Es reguliert die Talgabsonderung und ist damit besonders gut geeignet zur Behandlung von fetter Haut sowie von Haarausfall und Schuppen.

Ylang-Ylang hat ausgeprägte blutdrucksenkende Eigenschaften. Aufgrund seines Einflusses auf das Hormonsystem wird es bei Menstruationsbeschwerden und anderen hormonellen Störungen verwendet.

Seelische Wirkung Ylang-Ylang ist ein weiblicher, blumig-exotischer Duft zum Entspannen, Genießen und Loslassen. Sein betörender Duft euphorisiert, regt sinnlich an und bringt uns wieder in den richtigen Lebensrhythmus. Er hellt die Stimmung auf und erzeugt eine weiche, erotische Stimmung. Er ist besonders geeignet für nervöse und verspannte Menschen, die dazu neigen, sich selbst stark zu kontrollieren und ihre Energien innerlich anzustauen. Bei Männern, die zu hart mit sich selbst oder anderen sind, kann der Duft die weiche, weibliche Gefühlsseite fördern.

Praktische Tipps

- **Bluthochdruck:** Je 3 Tropfen Ylang-Ylang, Petitgrain und Lavendel auf ein nicht zu heißes Vollbad geben.
- **Gesichtsmassage:** 1 Esslöffel Jojobaöl mit 3 Tropfen Ylang-Ylang sowie 2 Tropfen Neroli mischen.
- **Für ein sinnliches Bad:** 3 Tropfen Ylang-Ylang, 1 Tropfen Rose und 4 Tropfen Sandelholz ins Wasser geben.

Zeder

Cedrus atlantica, Cedrus deodara Zedernholz, Atlaszeder, Himalajazeder

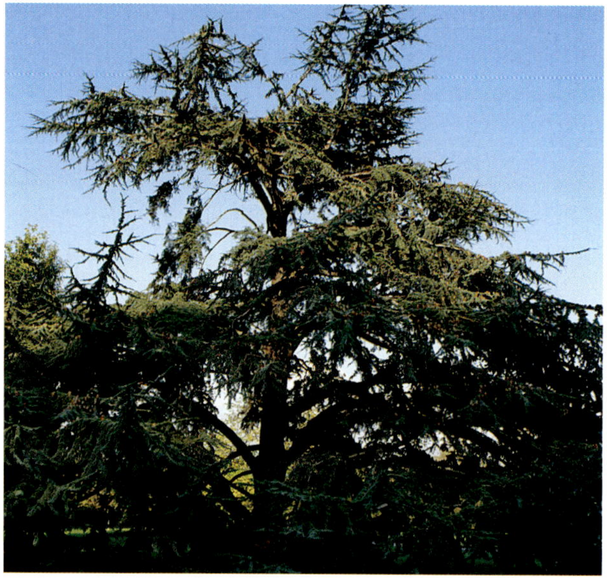

Familie
Kieferngewächs

Pflanzenbeschreibung
Die Atlaszeder ist ein stattlicher, majestätischer Baum mit ausladenden Ästen und großen Zapfen. Die in hohen Gebirgslagen heimische Zeder vermittelt ein Bild von Kraft, Stärke und Würde.

Herkunft Südeuropa und Nordafrika, vor allem Marokko.

Ätherisches Öl Das ätherische Öl wird durch Wasserdampfdestillation aus dem zerkleinerten Holz gewonnen. Der Ertrag schwankt zwischen 3 und 3,5 %.

Besonderheiten Anstelle des Atlaszedernöls kann auch dasjenige der Himalajazeder verwendet werden. Meist stammt das angebotene Öl von der virginianischen Zeder, einer Wacholderart (Juniperus virginiana). Es besitzt jedoch nicht die gleiche kraftvolle Wirkung im seelischen Bereich.

Duft weicher, holziger, warmer, balsamischer Duft

Zeder

Anwendungsgebiete Die Atlaszeder hat aufrichtende, kraftgebende Eigenschaften und wirkt insbesondere auf Unterleib, Blase und Niere. Sie hilft bei Blasenkatarrh und Nierenbeckenentzündung. Wie andere Nadelbäume hat auch die Zeder einen günstigen Einfluss bei Atemwegserkrankungen. Die Essenz wirkt antiseptisch, schleimlösend und anregend auf das Atemsystem. Sie hilft bei Husten und Bronchitis, so dass wir wieder frei atmen können.

Das Zedernholz regeneriert, beruhigt und zieht die Haut zusammen. Es ist von Nutzen bei Ekzemen, Hautausschlägen, Dermatitis, Akne und bei fettiger, unreiner Haut.

Das Öl der Atlaszeder ist ein natürliches Anti-Motten-Mittel, vertreibt aber auch andere Insekten.

Seelische Wirkung Die Zeder hat einen starken Einfluss auf die Psyche. Wie auch andere aus Holz gewonnene Öle gibt sie Schwung und Mut. Der Duft hat spirituelle Qualitäten, nicht nur weil Christus auf Zedernholz gekreuzigt worden ist. Bei der Meditation hilft er uns Ruhe zu finden und in Kommunikation mit Gott zu kommen.

Der unverwüstliche Baum, der mit seiner majestätischen Erscheinung ein Bild unerschütterlicher Kraft und Würde abgibt, vermittelt uns diese Stärke in seinem Duft. Der Duft stabilisiert und beruhigt, gibt festen Halt und Selbstbewusstsein und vertreibt Stress, Angst und Ärger.

Praktische Tipps

- **Für Sportmassagen:** Auf 100 ml einer Mischung aus Mandel- und Sesamöl 15 Tropfen Rosmarin, 12 Tropfen Atlaszeder, je 8 Tropfen Eukalyptus und Kampfer sowie 5 Tropfen Zimtblätter geben. Vor dem Wettkampf einmassieren.
- **Haarprobleme:** Haarpackungen mit selbst zubereitetem Haaröl machen. Auf 100 ml Jojobaöl 15 Tropfen Himalajazeder, 10 Tropfen Cadeholz, 20 Tropfen Ylang-Ylang, 12 Tropfen Rosmarin und 4 Tropfen Salbei geben. Packung ½ bis 1 Stunde einwirken lassen, gut auswaschen.
- **Insektenabwehr:** Einige Tropfen der Essenz in die Duftlampe geben. Man kann auch beliebige Mischungen aus Eukalyptus, Geranium, Pfefferminze, Atlaszeder, Citronellgras und Lemongras zubereiten. Genügend verdünnt, eignen sie sich auch als Insekten abwehrende Hautöle.

Zimt

Cinnamomum verum Ceylonzimt, Zimtrinde, Zimtblätter

Familie
Lorbeergewächs

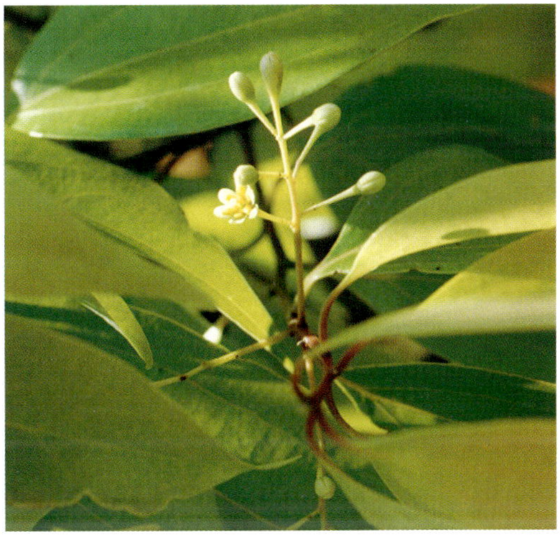

Herkunft Der Zimtbaum ist auf Sri Lanka (Ceylon) heimisch. Die meisten Zimtbäume werden in Indien, Sri Lanka, Burma, auf den Seychellen und in einigen Teilen Südamerikas angebaut.

Ätherisches Öl Das ätherische Öl wird durch Wasserdampfdestillation aus der Rinde oder den Blättern gewonnen. Der Ertrag liegt meist unter 1 %.

Besonderheiten Der Zimt gehört zu den ältesten Gewürzen. Er ist Bestandteil von Currypulver, von vielen Magenbittern und Kräuterlikören. Beim Cassia-Zimt handelt es sich um eine andere Zimtart, die in China wächst. Das Öl der Zimtblätter enthält vorwiegend Eugenol, es wird daher auch gelegentlich als «Nelkenöl» bezeichnet.

Duft stark, warm, würzig, süß; das aus Blättern gewonnene Öl ist etwas milder und hat einen Duft, der an Gewürznelken erinnert

Pflanzenbeschreibung
Der dichtbelaubte immergrüne Zimtbaum kann bis zu 10 m hoch werden. In Kulturen wird er jedoch meist strauchartig geschnitten und auf einer Höhe von 2,5 bis 3 m gehalten. Verwendet werden die Innenrinden der anderthalbjährigen Triebe.

Anwendungsgebiete Das Zimtöl hat die Eigenschaft, den Körper in kürzester Zeit zu erwärmen und zu durchbluten. Es ist ein gutes Mittel bei Beschwerden, die auf einen Kräfte- oder Wärmemangel zurückzuführen sind, z. B. bei Erkältungskrankheiten, rheumatischen Beschwerden, kalten Händen und Füßen, Unterkühlungen und allgemeinen Schwächezuständen. Zimt zeichnet sich auch durch entspannende und entkrampfende Eigenschaften aus. Er ist eines der besten Mittel bei Verdauungsbeschwerden, die mit Krampfzuständen verbunden sind. Er löst Verspannungen der Muskulatur und wird gern bei schmerzhaften Muskelverhärtungen in der Nacken- und Schulterpartie verwendet. Zimtöl ist sehr lange haltbar. Es kann als natürliches Konservierungsmittel verwendet werden.

Seelische Wirkung Ebenso wie auf der körperlichen Ebene umgibt uns der warme Zimtduft auch im seelischen Bereich mit emotionaler Wärme, so dass wir uns geschützt und geborgen fühlen können. Das ist besonders dann wertvoll, wenn wir innerlich verspannt sind und unter Gefühlskälte leiden.

Auch wenn wir uns innerlich zerrissen und unsicher fühlen, kann uns der umhüllende, Schutz gebende Duft die Sicherheit geben, die wir brauchen, um die richtigen Entscheidungen zu treffen. Der Duft weckt weihnachtliche Kindheitserinnerungen und regt unsere Träume an.

Praktische Tipps

- **Desinfektion von Krankenzimmern:** Eine Mischung aus Zimt, Gewürznelke, Thymian und Pfefferminze zerstäuben oder in die Duftlampe geben.
- **Mangelndes Geborgenheitsgefühl:** Zimt, Orange und Patchouli nach eigenem Gefühl mischen und hin und wieder am Fläschchen schnuppern.
- **Zum Anregen der Träume:** Auf den Duftstein einige Tropfen Zimt geben und nachts in Kopfnähe aufstellen.

Vorsicht

Das Öl der Zimtrinde ist im Gegensatz zum Zimtblätteröl stark hautrötend. Um Haut- und Schleimhautreizungen vorzubeugen, in Massageölen keinesfalls mehr als 1 Tropfen Zimtrindenöl auf 100 ml Basisöl geben. Am besten nur für die Duftlampe! Nicht während der Schwangerschaft verwenden.

Zitrone

Citrus Limon

Familie
Rautengewächs

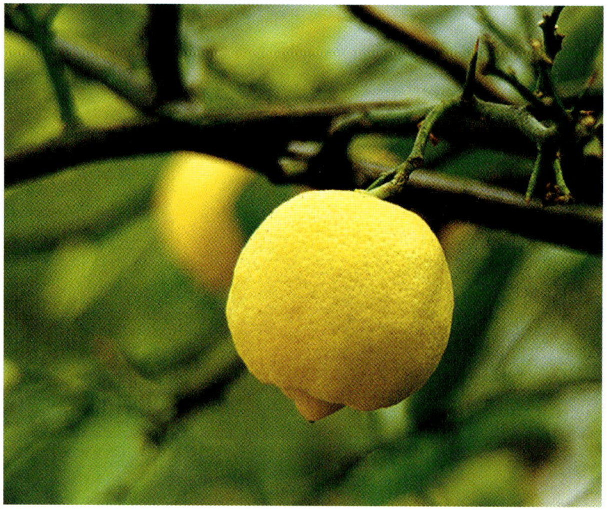

Pflanzenbeschreibung
Die Zitronen wachsen an einem kleinen, bis 5 m hohen Baum mit dunkelgrünem, immergrünem Blattwerk. Sie brauchen viel Wärme und Licht. Die Früchte werden das ganze Jahr geerntet.

Herkunft Der Zitronenbaum war ursprünglich nur in Südostasien beheimatet, wird heute aber in den subtropischen Gebieten Europas, in Israel, Indien und in Kalifornien kultiviert.

Ätherisches Öl Das ätherische Öl wird durch Kaltpressung der Schalen gewonnen. Zur Herstellung von 1 kg Essenz werden etwa 200 kg Schalen benötigt.

Besonderheiten Das Zitronenöl spielt in der Nahrungsmittel-, Likör-, Parfüm- und Seifenindustrie eine Rolle. Es ist auch Bestandteil des Eau de Cologne.

Duft frisch, hell, strahlend, fruchtig, heiter

Zitrone

Anwendungsgebiete Die Zitrone neutralisiert die meisten Krankheitserreger. Sie belebt den gesamten Organismus. Sie reguliert die Funktion der Leber, hilft bei Übelkeit und Brechreiz. Sie aktiviert die weißen Blutkörperchen und stärkt damit das Immunsystem. Die Zitronenessenz kräftigt Haut und Haare, festigt das Bindegewebe und baut den natürlichen Säureschutzmantel der Haut auf. Die Essenz wird in der Schönheitspflege bei unreiner und fettiger Haut eingesetzt.

Der frische und klare Duft der Zitrone fördert unsere Konzentration, er inspiriert unseren Geist und hilft, dass wir klarer denken und schneller reagieren können. Die Essenz ist ideal bei geistiger Tätigkeit, sie gehört ins Büro und auf den Schreibtisch. Sie hilft, dass wir unsere Schreibarbeiten zügiger und mit weniger Fehlern erledigen können.

Seelische Wirkung Der Duft der Zitrone entfaltet seine Wirkung dann, wenn wir uns überfordert fühlen, wenn wir das Gefühl haben, nicht mehr klar denken zu können. In solchen Situationen hilft er uns, die Dinge wieder ins rechte Licht zu rücken, die Welt von einer fröhlichen Seite zu betrachten.

Der heitere Zitronenduft ist sehr beliebt bei Kindern. Er unterstützt ihre Entwicklung, wenn sie nach Unabhängigkeit streben und den Wunsch haben, die Welt zu entdecken.

Praktische Tipps

- **Nasenbluten:** Verbandgaze wässern. 1 Tropfen Zitrone auf die Gaze geben. In das Nasenloch einführen.
- **Hämorrhoiden:** Kalte Sitzbäder mit einem Schuss Essig und je 3 Tropfen Zitrone und Zypresse machen.

Vorsicht

Das Zitronenöl ist in Verbindung mit heißem Wasser Haut reizend, daher für Bäder nur sehr schwach dosieren!

Zypresse

Cupressus sempervirens

Familie
Zypressengewächs

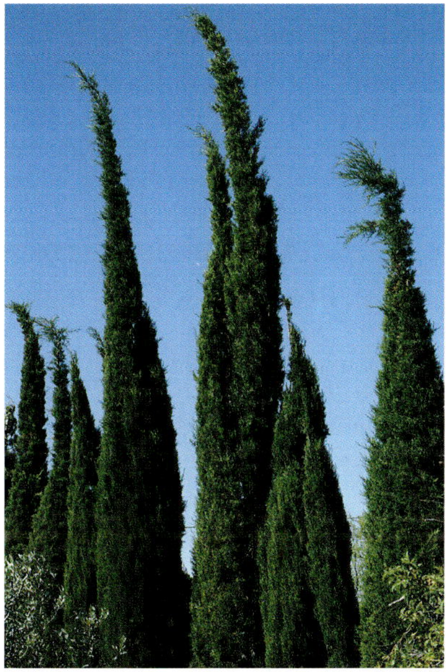

Pflanzenbeschreibung
Die Zypresse mit ihren aufstrebenden Ästen ist ein säulenförmiger, strenger Nadelbaum, der bis 45 m hoch wird.

Herkunft Die Pflanze stammt aus dem östlichen Mittelmeergebiet und gedeiht heute auch in anderen Teilen Europas und in Ägypten.

Ätherisches Öl Das ätherische Öl wird durch Wasserdampfdestillation aus den Nadeln und jüngeren Zweigen gewonnen. Sie enthalten 1,3 bis 1,5 % ätherisches Öl.

Besonderheiten Die Zypresse ist häufig auf Friedhöfen zu finden, wo sie durch ihre Strenge auffällt. Wir empfinden sie als Symbol für Trauer, Wandlung und Grenzüberschreitung.

Duft frisch, würzig, harzig, warm, fichtenartig

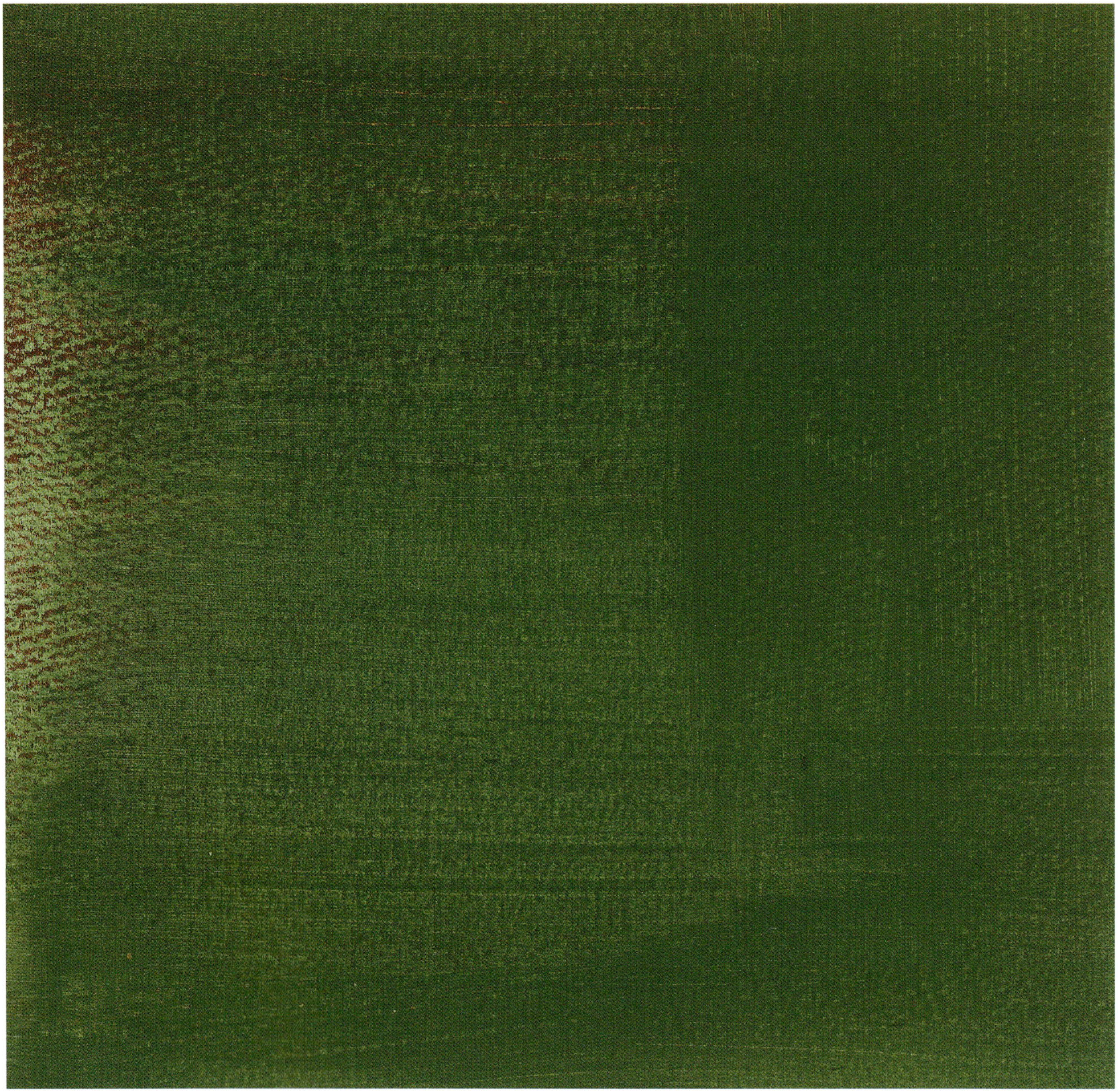

Anwendungsgebiete Reguliert und reduziert auf das Wesentliche. Im körperlichen Bereich hilft sie, Überflüssiges loszuwerden. Sie wird beim Abstillen eingesetzt, in der Behandlung zu großer Brüste, bei Nasenbluten oder Bettnässen. Sie hilft auch bei Erschlaffungsproblemen wie schwachem Bindegewebe, schlaffer Haut, dickem Bauch, Gebärmutter-Vorfall, Krampfadern und Hämorrhoiden. Eine übermäßige Schweißabsonderung (speziell Fußschweiß) wird reguliert, Wasseransammlungen (Ödeme), insbesondere im unteren Körperbereich, werden ausgeleitet.

Die Zypresse regt den venösen Kreislauf an. Sie ist ein ausgezeichneter Regulationsstoff für den weiblichen Hormonhaushalt. Sie wird bei stark schwankenden Monatsblutungen eingesetzt, bei einer zu starken Menstruation oder wenn das Klimakterium Beschwerden verursacht. Sie kann auch zur Behandlung von Cellulite empfohlen werden.

Seelische Wirkung Der Duft der Zypresse hilft, Wichtiges von Unwichtigem zu unterscheiden, so dass wir uns auf das Wesentliche konzentrieren können. Die Zypresse schafft Strukturen, sorgt für Ordnung und gibt inneren Halt. Sie befähigt uns, die Verantwortung für unser Leben zu übernehmen, den richtigen Weg zu finden. Der Duft tröstet uns, wenn wir uns isoliert und einsam fühlen, und gibt uns Schutz, Standhaftigkeit und Selbstsicherheit.

Praktische Tipps

- **Krampfadern:** Auf 100 ml Mandelöl 40 Tropfen Zypresse, je 10 Tropfen Zitrone und Muskatellersalbei geben. Die Krampfadern nur leicht, ohne Druck, in Richtung Herz einreiben.

Weitere ätherische Öle

Anis

Pimpinella anisum

Anis ist ein allgemeines Anregungsmittel. Er stimuliert die Verdauung, steigert den Appetit und ist daher ein hilfreiches Mittel bei Magersucht. Im Magen-Darm-Trakt wirkt er Krampf stillend und beseitigt Blähungen und Verdauungsstörungen. Er nimmt Einfluss auf das Hormonsystem und regt in diesem Zusammenhang die Milchbildung und Hormonausschüttung an. Anis ist auch bei allgemeiner Verweigerungshaltung nützlich. Wenn Probleme nicht richtig verarbeitet worden sind, entspannt er und hilft, sich auf eine Sache zu konzentrieren.

Römische Kamille

Anthemis nobilis

Die römische Kamille hilft bei allen Arten von Schmerz und Stress, besonders bei Kopf- und Menstruationsschmerzen sowie bei Schmerzen im Magen-Darm-Bereich. Die Kamille wird allerdings vorwiegend zur Behandlung psychischer Probleme eingesetzt. Sie hat beruhigende, besänftigende Eigenschaften und eignet sich gut zum Entspannen. Sie tröstet bei seelischem Ärger und Schmerz und vermittelt Geborgenheit.

Der Duft der römischen Kamille wird von Kindern sehr geliebt. Er spricht besonders sensible, überempfindliche und quengelige Kinder an.

Myrrhe

Commiphora myrrha

Die Myrrhe ist ein Balsam. Sie ist geeignet zur Behandlung von Wunden aller Art – auch für seelische Wunden. Sie dient (ähnlich wie Wacholder und Weihrauch) der geistig-spirituellen Reinigung. Wenn wir verbittert sind und von Sorgen geplagt werden, spendet uns der würzige Duft inneren Frieden.

Myrte

Myrtus communis

Mit ihren reinigenden und schleimlösenden Eigenschaften eignet sich die Myrte speziell zur Behandlung von Krankheiten des Atmungssystems. Sie sollte bei chronischen Zuständen eingesetzt werden, zum Beispiel bei übel riechender Bronchitis, bei chronischem Husten, bei Asthma und Raucherkatarrh. Der Duft reinigt Körper und Geist, wirkt ausgleichend und harmonisierend. Er klärt und reinigt unsere Gedanken und hilft uns, «ins Reine zu kommen» und schlechte Gedanken zu vertreiben.

Petitgrain

Citrus aurantium ssp. bigaradia

Petitgrain ist eines der großen Reaktionsmittel mit einer starken, dynamischen Kraft. Es beruhigt das Nervensystem und hilft bei Verspannungen im Herz-Kreislauf-Bereich. Andererseits ist es in der Lage, etwas in Bewegung zu setzen, seelische Dinge aus dem Unterbewusstsein heraufzuholen und Blockaden zu lösen. Es hilft, verborgene Trauer oder unterdrückte Wut verarbeiten zu können. Petitgrain wird vor allem für sanfte Massagen verwendet, da durch die Berührung das dynamische Prinzip von Petitgrain unterstützt und verstärkt wird.

Verbena

Lippia citriodora

Eisenkraut, Zitronenstrauch

Die 100 % reine Verbena ist eine Kostbarkeit. Sie wird nur sehr selten rein angeboten. Sie erhöht die Spannkraft der Muskulatur und beruhigt das Nervensystem nach großer Anspannung. Verbena hilft bei nervösen Depressionen, Schlaflosigkeit und bei Angstzuständen. Es regt an bei Lustlosigkeit, inspiriert bei Müdigkeit und entspannt die Gedanken. Verbena stimmt uns optimistisch und stabilisiert unsere Gedanken- und Gefühlswelt.

Ysop

Hyssopus officinalis

Ysop wird bei Asthma, Heuschnupfen, Stirnhöhlenentzündungen und Verschleimungen eingesetzt. Es ist ein starkes geistiges Reinigungsöl und öffnet uns für die Dinge, die wir nicht wahrhaben wollen. Ysop hilft, wenn wir die Tendenz haben, uns zu verschließen, alles zu beschönigen oder zu verschleiern. Sein Duft reinigt und klärt, stärkt das Gedächtnis und bringt uns in Kontakt mit der Realität. Er vermittelt einen starken spirituellen Impuls, der uns auf den Weg führt, wo wir die kosmischen Wahrheiten erfahren können. Für Kleinkinder nicht geeignet. Vorsichtig dosieren. Vorsicht ist während der Schwangerschaft und bei Neigung zu Epilepsie geboten.

Zirbelkiefer

Pinus cembra

Die Zirbelkiefer oder Arve wirkt reinigend und hat eine starke Tiefenwirkung. Sie dient zur Raumreinigung, zur Raucherentwöhnung und hilft bei Erkältungskrankheiten. Ihr Duft ist für Menschen geeignet, denen es an Energie mangelt, die unter Mutlosigkeit und schwachem Selbstbewusstsein leiden. Die Zirbelkiefer schenkt Stärke, Ausdauer und Selbstvertrauen.

Dufttragende Basisöle

Das Basis- oder Trägeröl, aus dem wir ein Massage- oder Körperöl herstellen, sollte naturbelassen und kaltgepresst sein. Von den etwa 30 fetten Ölen, die dafür in Frage kommen, beschränken wir uns hier auf die wichtigsten. Die Haltbarkeit der Basisöle liegt, wenn nichts anderes vermerkt ist, bei ungefähr einem Jahr. Kühle Lagerung und geringer Lufteinfluss verlängern die Haltbarkeit.

Aprikosenkernöl

Das leichte, dünnflüssige Öl gehört zu den feinsten Hautölen. Es dient vorwiegend zur Pflege empfindlicher, trockener und alternder Haut. Es aktiviert die Hautfunktionen und ist gut geeignet für kühle, frische Düfte. Die Haltbarkeit ist mit etwa 16 Monaten recht gut.

Avocadoöl

Das aus der Avocado gewonnene Öl dringt gut in die Haut ein und hat eine große Tiefenwirkung. Es ist reich an Vitaminen und ungesättigten Fettsäuren. Ideal für trockene und alternde Haut sowie zur Pflege rissiger Lippen. Da es sehr fett ist, wird es selten rein verwendet, sondern mit einem anderen Basisöl gemischt (10 bis 20 % Avocadoöl). Wichtig ist bei diesem Öl eine gute Qualität.

Jojobaöl

Das Jojobaöl ist das wertvollste Öl der Naturkosmetik. Es verfügt über eine große Tiefenwirkung. Es ist reich an entzündungshemmenden Stoffen und natürlichem Vitamin E und besteht zu 90 % aus meist mehrfach ungesättigten Fettsäuren. Es dringt rasch in die Haut ein und fördert die Erneuerung der Hautzellen, was bei Wunden und Hauterkrankungen besonders wichtig ist. Verwendung speziell bei trockener, rauer und spröder Haut. Es ist aber für jeden Hauttyp geeignet. Es wird nicht ranzig und ist lange haltbar.

Macadamia-Nussöl

Dieses Basisöl ist besonders für empfindliche und zarte Haut geeignet. Der hohe Anteil an Palmitoleinsäure, beim Neugeborenen in der Hautschmiere vorkommend, macht es besonders wertvoll. Das aus einer australischen Edelnuss gewonnene Öl ist schwierig zu beschaffen und meist nur in raffinierter Form erhältlich.

Mandelöl

Das von süßen Mandeln stammende, geruchlose Öl ist ein beliebtes Massageöl. Es pflegt und nährt die Haut, dringt gut ein und gibt ein schönes, weiches Hautgefühl. Es ist besonders zu empfehlen bei trockener und unreiner Haut. Mandelöl hat wundheilende Eigenschaften und eignet sich gut für die Hautpflege von Kleinkindern.

Olivenöl

Das aus den reifen Früchten gepresste Öl mit starkem Eigengeruch ist relativ fett und schwer, aber sehr hautfreundlich. Es enthält viel Sonnenenergie und ist reich an ungesättigten Fettsäuren. Das Olivenöl ist hilfreich bei Nervenentzündungen und rheumatischen Leiden, besonders bei schmerzenden Knien. Da es alles zu durchdringen vermag, wärmt es den ganzen Körper.

Sesamöl

Sesamöl ist ein Energieöl, das Wärme schenkt und den Fluss der Energien im Körper anregt. Zu empfehlen ist es besonders bei rheumatischen Beschwerden und Durchblutungsstörungen. Es nährt die Haut und unterstützt die Entgiftung. Die äußeren Hautschichten nehmen das Sesamöl besser auf, wenn es vor der Anwendung erwärmt wird. Es ist ideal für Badeöle. Das Sesamöl hat den natürlichen Lichtschutzfaktor 4 und wird daher gern für die Zubereitung von Sonnenölen verwendet.

Sonnenblumenöl

Sonnenblumenöl enthält Lecithin und ist reich an Vitamin E, ungesättigten Fettsäuren und Linolsäure. Es enthält natürliche Lichtschutzfaktoren und lässt sich daher zur Herstellung von Sonnenölen verwenden. Das Sonnenblumenöl ist verhältnismäßig preiswert. Es eignet sich sehr gut zum Massieren und für die Behandlung fetter, unreiner Haut, für Haarpackungen, Badeöle und Cremes. Sonnenblumenöl sollte nicht mit einem anderen Basisöl gemischt werden.

Register